Kohlhammer

Die Reihenherausgeber

Univ.-Prof. Dr. med. Johannes Pantel ist Leiter des Arbeitsbereichs Altersmedizin mit Schwerpunkt Psychogeriatrie und klinischer Gerontologie am Institut für Allgemeinmedizin der Goethe-Universität Frankfurt. Zuvor war er viele Jahre in leitenden klinischen Funktionen an den Universitätskliniken Heidelberg und Frankfurt am Main tätig. Er ist Mitbegründer und stellvertretender Vorstandssprecher des Frankfurter Forums für Interdisziplinäre Alternsforschung (FFIA). Als Autor und Herausgeber publizierte er über 20 einschlägige Sach- und Fachbücher und ist Co-Chief-Editor der Zeitschrift »GeroPsych – The Journal of Gerontopsychology and Geriatric Psychiatry«.

Univ.-Prof. Dr. med. Johannes Pantel

Leiter Arbeitsbereich Altersmedizin
Institut für Allgemeinmedizin
Johann Wolfgang Goethe-Universität
Theodor-Stern-Kai 7
60590 Frankfurt

PD Dr. med. Rupert Püllen ist Chefarzt der Medizinisch-Geriatrischen Klinik am AGAPLESION MARKUS KRANKENHAUS in Frankfurt am Main. Er ist an der Goethe-Universität Frankfurt zuständig für den Querschnittsbereich Medizin des Alterns und des alten Menschen und darüber hinaus Honorarprofessor an der Universität Pecs. Als ehemaliger Präsident der Deutschen Gesellschaft für Geriatrie ist er jetzt Vertreter im Fullboard der European Geriatric Medicine Society (EuGMS) sowie Mitherausgeber der »Zeitschrift für Gerontologie und Geriatrie«.

PD Dr. med. Rupert Püllen

Chefarzt Medizinisch-Geriatrische Klinik
Präsident der Deutschen Gesellschaft für Geriatrie 2014–2016
AGAPLESION MARKUS KRANKENHAUS
Wilhelm-Epstein-Straße 4
60431 Frankfurt am Main

Sandra Schütze

Infektionskrankheiten im höheren Lebensalter

Klinische Besonderheiten – Diagnostik – Therapie – Prävention

Verlag W. Kohlhammer

Dieses Werk einschließlich aller seiner Teile ist urheberrechtlich geschützt. Jede Verwendung außerhalb der engen Grenzen des Urheberrechts ist ohne Zustimmung des Verlags unzulässig und strafbar. Das gilt insbesondere für Vervielfältigungen, Übersetzungen und für die Einspeicherung und Verarbeitung in elektronischen Systemen.

Pharmakologische Daten verändern sich ständig. Verlag und Autoren tragen dafür Sorge, dass alle gemachten Angaben dem derzeitigen Wissensstand entsprechen. Eine Haftung hierfür kann jedoch nicht übernommen werden. Es empfiehlt sich, die Angaben anhand des Beipackzettels und der entsprechenden Fachinformationen zu überprüfen. Aufgrund der Auswahl häufig angewendeter Arzneimittel besteht kein Anspruch auf Vollständigkeit.

Die Wiedergabe von Warenbezeichnungen, Handelsnamen und sonstigen Kennzeichen berechtigt nicht zu der Annahme, dass diese frei benutzt werden dürfen. Vielmehr kann es sich auch dann um eingetragene Warenzeichen oder sonstige geschützte Kennzeichen handeln, wenn sie nicht eigens als solche gekennzeichnet sind.

Es konnten nicht alle Rechtsinhaber von Abbildungen ermittelt werden. Sollte dem Verlag gegenüber der Nachweis der Rechtsinhaberschaft geführt werden, wird das branchenübliche Honorar nachträglich gezahlt.

Dieses Werk enthält Hinweise/Links zu externen Websites Dritter, auf deren Inhalt der Verlag keinen Einfluss hat und die der Haftung der jeweiligen Seitenanbieter oder -betreiber unterliegen. Zum Zeitpunkt der Verlinkung wurden die externen Websites auf mögliche Rechtsverstöße überprüft und dabei keine Rechtsverletzung festgestellt. Ohne konkrete Hinweise auf eine solche Rechtsverletzung ist eine permanente inhaltliche Kontrolle der verlinkten Seiten nicht zumutbar. Sollten jedoch Rechtsverletzungen bekannt werden, werden die betroffenen externen Links soweit möglich unverzüglich entfernt.

1. Auflage 2021

Alle Rechte vorbehalten
© W. Kohlhammer GmbH, Stuttgart
Gesamtherstellung: W. Kohlhammer GmbH, Stuttgart

Print:
ISBN 978-3-17-031663-8

E-Book-Formate:
pdf: ISBN 978-3-17-031664-5
epub: ISBN 978-3-17-031665-2

Die Autorin

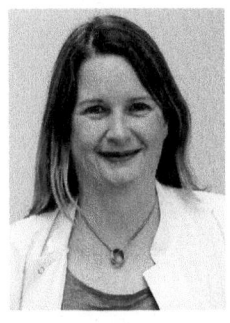

© AGAPLESION
Frankfurter Diakonie Kliniken

PD Dr. med. Sandra Schütze ist Neurologin und Geriaterin und leitet die Sektion Neurogeriatrie der Medizinisch-Geriatrischen Klinik der AGAPLESION Frankfurter Diakonie Kliniken. Bakterielle Infektionen im Alter und bei Neurodegeneration sind Schwerpunkte ihrer experimentellen Forschung. Zudem beschäftigt sie sich als Antibiotic Stewardship-Expertin und Hygienebeauftragte Ärztin ihrer Abteilung intensiv mit der Verbesserung der Prävention und Therapie von Infektionskrankheiten bei geriatrischen Patienten.

Vorwort zur Reihe

Altersmedizin dient dem älteren Patienten, indem sie wie kein zweites Fach seine Besonderheiten und Bedürfnisse ganzheitlich in den Blick nimmt. Sie ist aber auch vielseitig, spannend und effektiv. Dies anhand ausgewählter Handlungsfelder deutlich zu machen, ist ein wichtiges Anliegen der Reihe »Altersmedizin in der Praxis«. Das wichtigste Ziel ist es jedoch, das auch in der Altersmedizin exponenziell anwachsende Wissen für den Versorgungsalltag kompakt und praxisnah aufzubereiten.

Doch braucht man dazu heute noch Bücher? Haben nicht Internet und Zeitschriften das Buch längst abgelöst, weil sie häufig einen rascheren Zugriff auf manchmal schnell veraltendes Fachwissen erlauben? Das mag in einzelnen Bereichen und zu manchen Fragestellungen zutreffen; doch wer sich vertieft mit einem Thema auseinandersetzen möchte, wer nicht nur Fachinformationen, sondern auch ausgewogene Bewertungen sucht, wer sich durch einen erfahrenen Autor fundiert in ein Thema hineinführen lassen möchte, der greift besser zu einem Buch. Nicht zuletzt bieten Bücher eher Sponsor-unabhängige Informationen als kostenlos zugängige Publikationen.

Die Reihe »Altersmedizin in der Praxis« erhebt nicht den Anspruch, das weite und wachsende Gebiet der Altersmedizin vollständig darzustellen. Es geht vielmehr darum, einzelne für die altersmedizinische Praxis wichtige Themen aufzuarbeiten und in einer didaktisch gut aufbereiteten Form auf dem neuesten Wissensstand zu präsentieren.

An wen richtet sich die Reihe? Natürlich in erster Linie an Ärzte jeglicher Fachrichtung, die regelmäßig ältere Patienten in der Praxis, dem Krankenhaus oder in einem anderen Kontext betreuen. Die Bücher richten sich ebenfalls an Ärzte in Weiterbildung und an Studenten, aber auch an andere Professionelle des Gesundheitswesens, die Umgang mit älteren Patienten haben. Die einzelnen Bände können dabei sowohl als fundierte Einführungen und Übersichten zu den jeweiligen Themen gelesen werden als auch als kompakte Nachschlagewerke für den Einsatz in der täglichen Praxis dienen.

Die Herausgeber

Johannes Pantel und Rupert Püllen

Inhalt

Die Autorin 5

Vorwort zur Reihe 7

Übersicht: Infoboxen 14

Vorwort 15

Einführung 17

I Klinische Besonderheiten und Diagnostik bei Infektionskrankheiten im höheren Lebensalter

1 Infektionsrelevante Besonderheiten älterer Menschen... 23
  1.1 Immunoseneszenz 23
    1.1.1 Altersassoziierte Veränderungen des innaten Immunsystems 23
    1.1.2 Altersassoziierte Veränderungen des adaptiven Immunsystems 25
    1.1.3 Inflamm-Aging 27
  1.2 Organspezifische Alterungsprozesse 28
  1.3 Altersassoziierte Veränderungen des Mikrobioms ... 30
  1.4 Erkrankungen und Multimorbidität 30
  1.5 Medikamente und Polypharmazie 34
  1.6 Geriatrische Syndrome 36
    1.6.1 Malnutrition 37
    1.6.2 Sarkopenie 40
    1.6.3 Kognitive Defizite 41

1.6.4	Dysphagie	41
1.6.5	Immobilität, Urin- und Stuhlinkontinenz	43
1.7	Extrinsische Faktoren	43
1.7.1	Kontakt zu pflegerischen und medizinischen Einrichtungen	43
1.7.2	Invasive diagnostische und therapeutische Maßnahmen	44

2 Epidemiologie, Verlauf und Folgen von Infektionskrankheiten bei älteren Menschen 46
2.1 Erhöhte Anfälligkeit für Infektionskrankheiten 46
2.2 Erhöhte Sterblichkeit bei Infektionskrankheiten. ... 48
2.3 Auswirkungen auf die Entstehung und den Verlauf von Erkrankungen 49
2.4 Auswirkungen auf die Funktionalität und Selbständigkeit 51

3 Klinische Präsentation und Diagnostik von Infektionskrankheiten im höheren Lebensalter 54
3.1 Atypische klinische Präsentation 54
    3.1.1 Geringere Ausprägung typischer Symptome... 55
    3.1.2 Häufigeres Auftreten unspezifischer Symptome 56
3.2 Herausforderungen bei der klinischen Diagnosestellung 57
3.3 Besonderheiten bei der laborchemischen Diagnostik... 58
3.4 Relevanz und Besonderheiten der mikrobiologischen Diagnostik 60
3.5 Wertigkeit und Aussagekraft apparativer Diagnostik 62

II Prävention und Therapie von Infektionskrankheiten im höheren Lebensalter

4 Steigerung der Infektionsresistenz des älteren Menschen 67
4.1 Körperliche Aktivität 67
    4.1.1 Bewegung und Krafttraining 67

		4.1.2	Frühmobilisierung bei Erkrankungen und Vermeidung von Immobilität	68
	4.2	Ernährung		69
		4.2.1	Erkennen von Malnutrition und Malnutritionsrisiken	69
		4.2.2	Vermeidung und Behandlung einer Protein- und Kalorienmangelernährung	70
		4.2.3	Substitution von Vitaminen und Mikronährstoffen	71
		4.2.4	Einsatz von Probiotika	72
	4.3	Diagnostik und Behandlung der Dysphagie		73
	4.4	Optimierte Behandlung von Erkrankungen und Auswahl der Medikation		75
	4.5	Experimentelle Strategien zur Steigerung der Infektionsresistenz		76
5	**Schutz des älteren Menschen vor Pathogenen**			**77**
	5.1	Prävention nosokomialer Infektionen		77
	5.2	Prävention und Management von Ausbruchsgeschehen		78
	5.3	Rationaler Umgang mit multiresistenten Erregern		79
6	**Impfungen im höheren Lebensalter**			**83**
	6.1	Relevanz von Impfungen und Empfehlungen für ältere Menschen		83
	6.2	Strategien zur Verbesserung des Impfschutzes älterer Menschen		85
		6.2.1	Optimierung der Impfantwort im höheren Lebensalter	85
		6.2.2	Entwicklung von Impfstoffen gegen weitere Erkrankungen und Steigerung der Impfraten	87
	6.3	Influenza-Impfung		88
		6.3.1	Relevanz der Influenza-Impfung	90
		6.3.2	Effizienz und Effektivität der Influenza-Impfung	92
		6.3.3	Impfadhärenz	93
		6.3.4	Influenza-Impfstoffe	93

	6.3.5 Empfehlungen...............................	94
6.4	Pneumokokken-Impfung...........................	95
6.5	Herpes zoster-Impfung............................	98
6.6	Weitere empfohlene Impfungen für alle Erwachsenen.......................................	100
	6.6.1 COVID-19-Impfung.........................	100
	6.6.2 Tetanus- und Diphtherie-Impfung...........	101
	6.6.3 Pertussis-Impfung...........................	102
	6.6.4 FSME (Tick-Borne-Enzephalitis)-Impfung....	103
	6.6.5 Hepatitis-Impfungen........................	103
	6.6.6 Reiseimpfungen.............................	103

7 Antibiotikatherapie im höheren Lebensalter............ 105

7.1	Besondere Herausforderungen und Antibiotic Stewardship (ABS).................................	105
7.2	Indikationsstellung für Antibiotikatherapien.......	107
7.3	Substanzwahl des Antibiotikums...................	109
	7.3.1 Beachtung von Umfeld, Begleiterkrankungen und Immunkompetenz des älteren Menschen...................................	109
	7.3.2 Beachtung von Kulturergebnissen und Antibiogrammen...........................	110
	7.3.3 Beachtung potenzieller unerwünschter Wirkungen von Antibiotika.................	110
	7.3.4 Beachtung der Interaktionen von Antibiotika mit anderen Medikamenten.................	113
	7.3.5 Vermeidung der Selektion von C. difficile und MRE...	114
7.4	Dosierung, Dauer und Applikationsart der Antibiotikatherapie.................................	116
	7.4.1 Dosierung unter Berücksichtigung von Pharmakokinetik und Pharmakodynamik...	116
	7.4.2 Therapiedauer..............................	117
	7.4.3 Applikationsart.............................	118

III Ausgewählte Infektionskrankheiten im höheren Lebensalter

8 Respiratorische Infektionen **123**
8.1 Bakterielle Pneumonien 123
8.2 Virale respiratorische Infektionen und Pneumonien 130
8.3 Exkurs: SARS-CoV-2 und COVID-19 131
8.4 Infektexazerbationen bei COPD 136

9 Harnwegsinfektionen **138**
9.1 Zystitis und Pyelonephritis 138
9.2 Harnwegsinfektionen bei liegendem Blasenkatheter ... 142

10 Gastrointestinale Infektionen **146**
10.1 *Clostridioides difficile*-Enteritis 146
10.2 Norovirus-Infektion 149

11 Haut- und Weichgewebeinfektionen **152**
11.1 Erysipel 153
11.2 Fußinfektionen bei Diabetes mellitus 154
11.3 Infektionen von Dekubitalulcera 156
11.4 Postoperative Wundinfektionen 158

12 Knochen- und Gelenkinfektionen **160**
12.1 Spondylodiszitis 160
12.2 Prothesen-/Implantatinfektionen 164

13 Blutstrominfektionen **168**
13.1 Bakteriämie 168
13.2 Sepsis 170

14 Infektionen des zentralen Nervensystems **174**

Literatur 178

Stichwortverzeichnis 191

Übersicht: Infoboxen

Infobox: Delir 49
Infobox: Fieber beim älteren Menschen 55
Infobox: Blutkulturen 61
Infobox: Empfehlung für körperliche Bewegung und Krafttraining beim älteren Menschen 68
Infobox: Empfehlung für die Proteinzufuhr bei älteren Menschen 70
Infobox: Gefahren von Isolationsmaßnahmen bei älteren Menschen 80
Infobox: Impfung bei Personen mit kognitiven Einschränkungen 84
Infobox: Influenza 88
Infobox: Pneumokkokenerkrankungen 95
Infobox: Herpes zoster 98
Infobox: Wichtige Prinzipien für den rationalen Einsatz von Antibiotika im höheren Lebensalter 106
Infobox: Spezialsituation Antibiotikatherapie am Lebensende und bei fortgeschrittener Demenz 108
Infobox: *Clostridioides difficile* 114
Infobox: Empfehlungen zur Einschätzung von Schweregrad und Prognose sowie zur Festlegung des Behandlungssettings bei ambulant erworbener Pneumonie 124
Infobox: Asymptomatische Bakteriurie 140
Infobox: Endokarditis 169
Infobox: Septische Enzephalopathie 172
Infobox: Experimentelle Ansätze zur Verbesserung der Infektionsresistenz des ZNS 176

Vorwort

Infektionskrankheiten im höheren Lebensalter – ein Thema mit hoher klinischer Relevanz, vielen Facetten und Überschneidungen zu fast allen Bereichen der Medizin. Auch Sie behandeln sicherlich regelmäßig ältere und geriatrische Patienten.

Bei meiner klinischen Arbeit in einer großen geriatrischen Klinik wird mir die Relevanz dieses Themas täglich vor Augen geführt. Doch was macht den älteren Menschen so anfällig für Infektionen? Woran liegt es, dass Infektionskrankheiten den älteren Menschen in so ausgeprägter Weise beeinträchtigen? Diese Thematik war in den letzten Jahren Schwerpunkt meiner experimentellen Forschungsarbeit. In diesem Buch versuche ich, die wachsenden Erkenntnisse aus der Grundlagenforschung und aus klinschen Studien mit der praktischen klinischen Anwendung zu verknüpfen.

Mein besonderer Dank gilt Roland Nau und Rupert Püllen, meinen beiden Lehrern und Mentoren auf den Gebieten der Neuroinfektiologie bzw. Geriatrie. Durch sie hatte ich die Möglichkeit, mich intensiv mit dem Thema Infektionskrankheiten im höheren Lebensalter zu beschäftigen und dieses Buch zu schreiben.

Es ist unmöglich, alle Aspekte eines so breiten Themas umfassend zu behandeln. Das Buch erhebt daher keinen Anspruch auf Vollständigkeit. Vielmehr soll es dem Behandler älterer und geriatrischer Patienten wesentliche Prinzipien, Aspekte und Besonderheiten im Zusammenhang mit Infektionskrankheiten im höheren Lebensalter näherbringen.

Die SARS-CoV-2-Pandemie, die während der Fertigstellung dieses Buches begann, hat die Themen Infektionskrankheiten, Infektionsprävention und die besondere Vulnerabilität älterer Menschen in den gesellschaftlichen Fokus gerückt. Ein Exkurs zum Thema SARS-CoV-2 und COVID-19 wurde daher eingefügt.

Insbesondere bezüglich COVID-19, aber auch bezüglich anderer Erkrankungen, Impfungen und Therapien, entwickeln sich Wissen und Evidenz stetig weiter. Sie sollten daher in Ergänzung zu diesem Buch jeweils neuere Literatur und aktualisierte Leitlinien hinzuziehen, um Ihre älteren Patienten mit Infektionskrankheiten optimal zu behandeln.

Ich wünsche Ihnen eine anregende und hoffentlich lehrreiche Lektüre.

Frankfurt, August 2021   Sandra Schütze

Einführung

Der Anteil älterer Menschen in der Bevölkerung nimmt zu. Im Jahr 2020 waren fast 20 % der Menschen in Deutschland ≥ 67 Jahre alt, 2040 werden es wahrscheinlich über 25 % sein. Die Gruppe der ≥ 80-Jährigen ist dabei die am stärksten wachsende Altersgruppe (Statisches Bundesamt 2020). Die ambulante und stationäre medizinische Versorgung älterer und hochaltriger Menschen gewinnt daher in fast allen medizinischen Fachbereichen an Bedeutung.

Der menschliche Organismus unterliegt kontinuierlichen Alterungsprozessen. Mit zunehmendem Lebensalter nimmt die Zahl von Krankheiten und das Ausmaß von Funktionseinbußen zu, gleichzeitig nimmt die Adaptationsfähigkeit des Organismus auf medizinischer, psychischer und sozialer Ebene ab. Organreserven werden geringer, der ältere Organismus wird vulnerabler gegenüber Stressoren. Es kommt daher bei Akutereignissen schneller zu einer Dekompensation, die Rekonvaleszenz ist oft verlängert.

Alterungsprozesse verlaufen interindividuell sehr unterschiedlich, was zu einer großen Heterogenität innerhalb der Gruppe älterer Menschen führt, d. h. es gibt große Unterschiede bezüglich des funktionellen und gesundheitlichen Status zwischen einzelnen Individuen gleichen kalendarischen Alters. Das kalendarische Lebensalter spiegelt daher oft nicht das klinisch deutlich relevantere biologische Alter wider. Die Definition der verschiedenen Altersabschnitte erfolgt dennoch über das kalendarische Lebensalter. In Deutschland und den westlichen Industrieländern werden Personen mit einem Lebensalter ≥ 65 Jahre als »ältere Menschen« und Personen mit einem Lebensalter ≥ 80 Jahre als »hochaltrige Menschen« bezeichnet. Entwicklungspsychologisch gilt der Altersabschnitt zwischen dem 65. und 80. Lebensjahr als höheres Erwachsenenalter und die Zeit nach dem 80. Lebensjahr als hohes Alter. Diese Altersgrenzen werden in den meisten internationalen Studien und daher auch in diesem Buch verwendet.

Nicht jeder ältere Patient ist ein geriatrischer Patient. Als geriatrische Patienten werden in Deutschland Patienten mit einem Lebensalter $\geq$ 80 Jahre, also hochaltrige Patienten, sowie Patienten mit einem höheren Lebensalter (in der Regel $\geq$ 70 Jahre) und einer zusätzlich vorliegenden geriatrietypischen Multimorbidität definiert (Definition der Deutschen Gesellschaft für Geriatrie (DGG)). Bei geriatrischen Patienten ist die Alltagskompetenz typischerweise gefährdet oder bereits reduziert.

Infektionen und Infektionskrankheiten stellen ein häufiges Problem bei der Behandlung älterer Menschen und geriatrischer Patienten dar. Unterschiedlichste Erreger, u. a. Bakterien, Viren und Pilze, können Infektionen verursachen. Das breite Spektrum an Infektionskrankheiten kann in diesem Buch nicht umfassend behandelt werden. Hier liegt der Fokus vor allem auf bakteriellen und einigen viralen Infektionskrankheiten, die im klinischen Alltag bei älteren Menschen in den deutschsprachigen Ländern von Bedeutung sind. Auf zahlreiche weitere Infektionskrankheiten, wie z. B. Mykosen, sonstige nicht-bakterielle Erkrankungen, Reise- und Tropenerkrankungen, wird nicht eingegangen. Auch die Tuberkulose und das Thema HIV/AIDS, das aufgrund der guten Behandelbarkeit dieser Infektion auch bei Personen in höherem Lebensalter zunehmend eine Rolle spielt, werden hier nicht behandelt.

Das Buch ist in drei Hauptteile gegliedert. In Teil I werden infektionsrelevante Charakteristika des älteren Menschen und die sich daraus ergebenden Besonderheiten bei Infektionskrankheiten und ihrer Diagnostik dargestellt. Teil II widmet sich der Prävention und Therapie von Infektionskrankheiten im höheren Lebensalter. In Teil III werden ausgewählte Infektionskrankheiten ausführlicher behandelt und anhand von »Fallbeispielen« praxisnah erläutert. Wesentliche Aspekte werden jeweils in »Merke-Kästen« bzw. als »Tipps für die Praxis« am Ende des Kapitels hervorgehoben. Zu ausgewählten Themen gibt es »Infoboxen«.

Durch vermehrte Forschungsaktivität zum Thema »Infektionskrankheiten im höheren Lebensalter« und die zunehmende Berücksichtigung älterer Menschen in klinischen Studien ergeben sich ständig neue Erkenntnisse, die sich auch auf Therapieempfehlungen und Präventionsmaßnahmen auswirken. Ergänzend zu diesem Buch ist daher das Hinzuziehen neuerer Literatur und aktualisierter Leitlinien sinnvoll.

I Klinische Besonderheiten und Diagnostik bei Infektionskrankheiten im höheren Lebensalter

Das Immunsystem und alle Organsysteme des alternden Menschen unterliegen biologischen und pathophysiologischen Veränderungen sowie extrinsischen Faktoren, die einen Einfluss auf das Risiko, die Manifestation und den Verlauf von Infektionskrankheiten haben (El Chakhtoura et al. 2017; Del Giudice et al. 2017) (▶ Kap. 1). Umgekehrt haben Infektionen beim älteren Menschen häufig ungünstige Auswirkungen auf Erkrankungen, Funktionalität und Selbständigkeit (▶ Kap. 2) (▶ Abb. 1.1).

Die oft atypische klinische Präsentation von Infektionskrankheiten bei älteren Menschen führt zu Herausforderungen bei der Diagnostik von Infektionen im höheren Lebensalter (▶ Kap. 3).

I Klinische Besonderheiten und Diagnostik im höheren Lebensalter

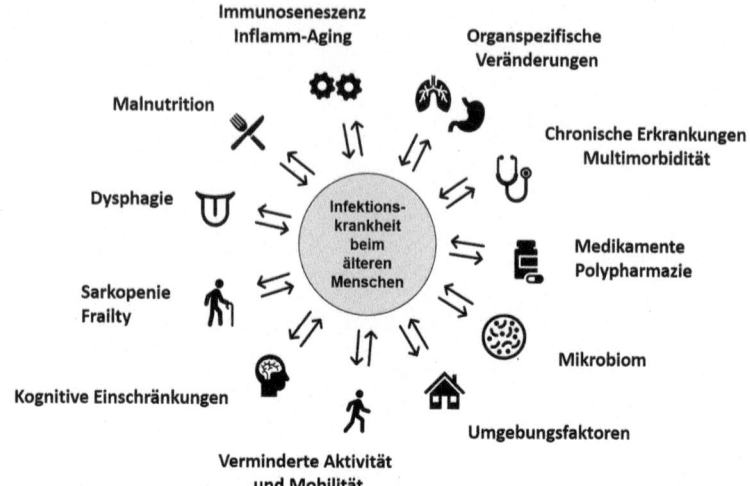

Abb. 1.1: Wichtige Faktoren, die die Inzidenz und den Verlauf von Infektionskrankheiten bei älteren Menschen beeinflussen und umgekehrt auch von Infektionskrankheiten beeinflusst werden.

1 Infektionsrelevante Besonderheiten älterer Menschen

1.1 Immunoseneszenz

Die Immunoseneszenz ist ein Alterungsprozess und kann zu den geriatrischen Syndromen gezählt werden. Sie bezeichnet die altersassoziierten Veränderungen des Immunsystems (Walford 1969). Die Immunoseneszenz beeinflusst die Infektionsanfälligkeit und den Verlauf von Infektionskrankheiten beim älteren Menschen sowie die Effizienz von Impfungen. Auch das bei älteren Menschen vermehrte Auftreten von Krebserkrankungen, Autoimmunerkrankungen und Erkrankungen, in deren Pathogenese Entzündungsprozesse eine Rolle spielen, ist zumindest teilweise bedingt durch die Immunoseneszenz (Gavazzi und Krause 2002).

Sowohl für Zellen des innaten Immunsystems (▶ Kap. 1.1.1) als auch des adaptiven Immunsystems (▶ Kap. 1.1.2) sind zahlreiche altersassoziierte Veränderungen beschrieben (Ventura et al. 2017). Altersassoziiert kommt es zur Entwicklung eines chronischen proinflammatorischen Status, dem sogenannten Inflamm-Aging (▶ Kap. 1.1.3; Franceschi et al. 2018). Weder das Ausmaß noch die Ursachen der Immunoseneszenz sind bisher vollends aufgeklärt (Crooke et al. 2019).

1.1.1 Altersassoziierte Veränderungen des innaten Immunsystems

Das innate bzw. angeborene Immunsystem schützt den Körper vor dem Eindringen von Erregern und sorgt für deren schnelle Erkennung und Beseitigung. Zu denen klassischen Immunzellen des innaten Immunsystems gehören Granulozyten, Monozyten, Makrophagen, dentritische Zellen und natürliche Killerzellen. Auch humorale Bestandteile, das Komplementsystem und Zytokine sind an der innaten Immunantwort beteiligt.

Im Rahmen des Alterungsprozesses kommt es zu funktionellen Veränderungen aller Zelltypen des innaten Immunsystems. Hier sind insbesondere Beeinträchtigungen der Migration und Chemotaxis, der Phagozytosefähigkeit und Erregerelimination sowie der Antigenprozessierung und -präsentation zu nennen (Weiskopf et al. 2009; Pinti et al. 2016; ▶ Tab. 1.1). Zudem verändert sich die Expression von Zytokinen und Toll-like-Rezeptoren (TLR).

Tab. 1.1: Altersassoziierte Veränderungen von wichtigen Zellen und Bestandteilen des innaten Immunsystems

Zelltyp	Altersassoziierte funktionelle Veränderungen (Auswahl)
Neutrophile Granulozyten	• Verminderte Phagozytosefähigkeit • Verminderte bakterizide Aktivität
Makrophagen	• Verminderte Phagozytosefähigkeit • Veränderte Zytokinexpression • Veränderte Expression von TLR
Dendritische Zellen	• Verminderte T-Zell-Stimulation • Verminderte Migration
Natürliche Killerzellen	• Verminderte Proliferation • Verminderte Zytotoxizität

Makrophagen und Mikrogliazellen, die innaten Immunzellen des zentralen Nervensystems (ZNS), zeigen altersassoziiert eine veränderte Freisetzung proinflammatorischer Zytokine und eine reduzierte Phagozytosefähigkeit (Schütze et al. 2014; ▶ Abb. 1.2).

Im weiteren Sinne können die mechanischen und biochemischen Barrieren des menschlichen Körpers als erste Verteidigungslinie gegen Krankheitserreger zum innaten Immunsystem gezählt werden. Altersassoziierte Veränderungen dieser Barrieren werden als organspezifische Alterungsprozesse in Kapitel 1.2 genauer beschrieben.

1 Infektionsrelevante Besonderheiten älterer Menschen

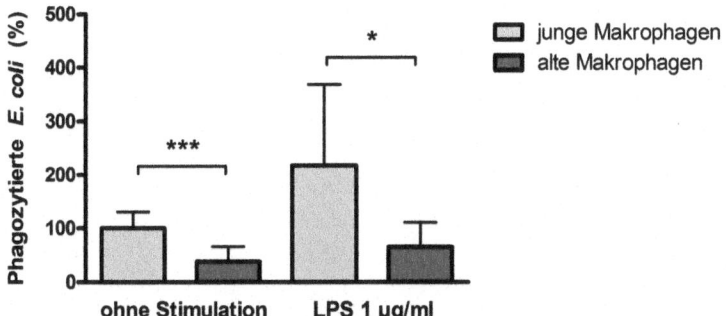

Abb. 1.2: Vergleich der Phagozytosefähigkeit von Makrophagen junger und alter Mäuse in ruhendem Zustand und nach Aktivierung durch LPS (Lipopolysaccharide) (adaptiert aus Schütze et al. 2014)

1.1.2 Altersassoziierte Veränderungen des adaptiven Immunsystems

Die Zellen des adaptiven Immunsystems, T- und B-Lymphozyten, können Antigene erkennen und gezielt zelluläre und humorale Abwehrmechanismen initiieren. Sie unterliegen zahlreichen altersassoziierten Veränderungen.

Das hämatopoetische Gewebe nimmt mit zunehmendem Lebensalter ab. Durch unreparierte DNA-Schäden, Telomerverkürzung, oxidativen Stress und veränderte Genexpression kommt es zu einer reduzierten Replikation, insbesondere der lymphoiden Zelllinie. Hieraus resultiert eine Verschiebung: mit zunehmendem Alter nimmt der Anteil der lymphoiden Zellen ab und der Anteil der myeloiden Zellen zu. Dies führt dazu, dass weniger B- und T-Vorläuferzellen gebildet werden und das Knochenmark verlassen (Pinti et al. 2016).

Der Thymus ist ein Organ des lymphatischen Systems, dessen Rückbildung, die Thymusinvolution, bereits mit dem Eintritt in die Geschlechtsreife beginnt und im Alter von etwa 50 Jahren abgeschlossen ist. Die Thymusgröße nimmt dabei ab, das funktionelle Gewebe (Cortex und Medulla) bildet sich zurück und wird durch Fettgewebe ersetzt. Dies führt dazu, dass weniger naive T-Zellen und regulatorische T-Zellen (Tregs) den Thymus verlassen (Tajima et al. 2016).

Altersassoziiert nimmt sowohl die Größe der Lymphknoten ab als auch ihre Schwellung als Reaktion auf Pathogene. Zunehmende Fibrosierung und andere strukturelle Veränderungen der Lymphknoten beeinflussen die Lymphozyten-Homeostase und ihre Migration im Rahmen der Immunantwort (Crooke et al. 2019).

Chronische persistierende Infektionen können dazu führen, dass die Kapazität des Immunsystems, auf neue Antigene zu reagieren, beeinträchtigt wird. Besonders gut untersucht ist dies für die Infektion mit dem Cytomegalie-Virus (CMV). Die CMV-Infektion ist eine lebenslang persistente meist latente Infektion, die 60–100 % der Bevölkerung betrifft. Sie führt unter anderem zu Veränderungen des CD8+ T-Zell-Repertoirs: Es kommt zu einer Akkumulation von CMV-spezifischen CD8+ Effektor-T-Zellen, die bei älteren CMV-positiven Personen bis zu 25 % des gesamten CD8+ T-Zell-Pools ausmachen können (Brunner et al. 2011).

Sowohl bei B- als auch bei T-Lymphozyten kommt es altersassoziiert zu einer veränderten Expression von Oberflächenantigenen. Für T-Lymphozyten ist eine veränderte Freisetzung von Zytokinen beschrieben (Pinti et al. 2016). Die Interaktion zwischen T- and B-Zellen ist eingeschränkt. Bei der Antikörperbildung durch B-Zellen kommt es altersassoziiert zu Störungen des Klassenwechsels (Isotypen-Switch) und zu einer Abnahme der Antikörperaffinität (Tabibian-Keissar et al. 2016). Im Serum älterer Personen sind vermehrt autoreaktive Antikörper, aber weniger fremdreaktive antigenspezifische IgG-Antikörper zu finden.

Tab. 1.2: Altersassoziierte Veränderungen von Zellen und Bestandteilen des adaptiven Immunsystems

Zelltyp	Altersassoziierte Veränderungen (Auswahl)
T-Lymphozyten	• Verminderte Anzahl naiver T-Zellen • Erhöhte Anzahl von Gedächtnis- und Effektorzellen • Expandierte Klone von Effektorzellen • Reduzierte Diversität des T-Zell-Repertoires • Vermehrte Freisetzung proinflammatorischer Zytokine • Veränderte Expression von Oberflächenantigenen • Verminderte Proliferationsfähigkeit

Tab. 1.2: Altersassoziierte Veränderungen von Zellen und Bestandteilen des adaptiven Immunsystems – Fortsetzung

Zelltyp	Altersassoziierte Veränderungen (Auswahl)
B-Lymphozyten	• Verminderte Generation von B-Vorläuferzellen • Verminderte Anzahl naiver B-Zellen • Veränderte Expression von Oberflächenantigenen • Vermehrte Produktion autoreaktiver Antikörper • Verminderte Produktion fremdreaktiver Antikörper • Eingeschränkter Antikörperklassenwechsel (Isotypen-Switch) • Bildung von Antikörpern mit reduzierter Affinität

1.1.3 Inflamm-Aging

Mit zunehmendem Alter kommt es zu einem subklinischen chronischen inflammatorischen Prozess, der auch als Inflamm-Aging oder »Entzündungsaltern« bezeichnet wird (Franceschi et al. 2000). In der internationalen Literatur wird mittlerweile auch der Begriff »chronic low-grade inflammatory phenotype (CLIP)« verwendet (Chen et al. 2019).

Die kontinuierliche Exposition durch Fremdantigene und körpereigene Stressoren, wie z. B. Zellabfälle und fehlerhafte Proteine, verursachen und unterhalten das Inflamm-Aging. Eine wesentliche Rolle spielen zudem die Ernährung und das intestinale Mikrobiom (▶ Kap. 1.3), die auch für die sogenannte »Metaflammation« (metabolische Inflammation im Rahmen von metabolischen Erkrankungen) von zentraler Bedeutung sind (Franceschi et al. 2018). Mit zunehmendem Alter werden dabei vermehrt proinflammatorische Zytokine, Chemokine und andere inflammatorische Faktoren ausgeschüttet. So sind im Serum älterer Personen die Basiskonzentrationen des C-reaktiven Proteins (CRP) und verschiedener Zytokine, unter anderem Interleukin (IL)-6, IL-1β, IL-18 und Tumor-Nekrose-Faktor (TNF)-α, höher als im Serum jüngerer Personen (Chen et al. 2019).

Inflamm-Aging begünstigt die Entstehung von Erkrankungen mit inflammatorischen Komponenten in ihrer Pathogenese, wie z. B. Atherosklerose, Alzheimer-Demenz und Diabetes mellitus (▶ Kap. 2.3; Ventura et al. 2017; Fülöp et al. 2017) und spielt eine Rolle in der Pathophysiologie der Sarkopenie und des Frailty-Syndroms (▶ Kap. 1.6.2; Wilson et al. 2017; Franceschi et al. 2018).

1.2 Organspezifische Alterungsprozesse

Unabhängig von bestehenden Erkrankungen treten mit zunehmendem Lebensalter strukturelle, anatomische und funktionelle Veränderungen in fast allen Organsystemen auf. Ursächlich hierfür sind u. a. die Akkumulation von molekularen und zellulären Schädigungen und hormonelle Einflüsse. Hierbei ist, wie generell in der Geriatrie, die Abgrenzung von altersbedingten physiologischen Prozessen zu alterskorrellierten pathologischen Krankheitsprozessen schwierig und nicht klar zu treffen.

Hinsichtlich der Infektionsanfälligkeit sind Störungen der Barrierefunktionen, die auch als Teil des innaten Immunsystems betrachtet werden können (▶ Kap. 1.1.1), von besonderer Bedeutung. Zu den mechanischen und biochemischen Barrieren des menschlichen Körpers gehören die Haut und die Schleimhäute der Atemwege, des Gastrointestinaltrakts und des Urogenitaltrakts mit ihrer mikrobiellen Flora (▶ Kap. 1.3) und ihren Sekreten (z. B. Schweiß, Schleim, Speichel), die eine Bindefunktion und Abtransportfunktion haben und zum Teil antimikrobielle Enzyme beinhalten (El Chakhtoura et al. 2017).

Mit zunehmendem Alter nehmen die Integrität, die Dicke, die Hydratation und die Durchblutung der Haut ab und damit auch ihre Fähigkeit, als wirksame Barriere gegen eindringende Erreger zu fungieren (Muprhee et al. 2017). Im Rahmen der verminderten Durchblutung ist auch der Transport von Immunzellen in die Dermis vermindert. Die Abnahme des Kollagens in der Dermis führt u. a. zu einer verlangsamten Wundheilung. Die genannten Faktoren begünstigen die Entstehung von Haut- und Weichgewebsinfekten bei Personen im höheren Lebensalter (▶ Kap. 11).

Die Schleimhäute des Gastrointestinaltrakts sind der primäre Ort der Interaktion des Organismus mit Nahrungsbestandteilen und Mikroben. Altersassoziierte Veränderungen betreffen hier physikalische (z. B. Epithelzellen, Mucus), immunologische (z. B. sezernierte Immunglobuline, assoziierte Immunzellen), biochemische (z. B. antimikrobielle Peptide) und mikrobielle Komponenten (Mikrobiom, ▶ Kap. 1.3) (Sovran et al. 2019). Die Speichelproduktion und die Konzentration antimikrobieller Proteine im Speichel nehmen mit zunehmendem Lebensalter ab. Es kommt zu einer Atrophie der gastralen Mukosa und einer Abnahme des Säuregehalts des Magens. Die intestinale Motilität ist im höheren Lebensalter vermindert, u. a. durch Abnahme der nervalen Innervation, die Durchlässigkeit der Darmschleimhaut nimmt zu. Ältere Menschen sind infolge der beschriebenen Veränderungen im Bereich des Gastrointestinaltrakts anfälliger für gastrointestinale Infektionen als jüngere Menschen (▶ Kap. 10).

Altersassoziierte Veränderungen der Muskulatur und der Sensorik beeinflussen verschiedene Organsysteme. Beispielsweise zeigen ältere und insbesondere hochaltrige Menschen häufig eine verminderte Kraft der Atemmuskulatur, einen verlangsamten Schluckakt und einen reduzierten Hustenreflex, was mit einer erhöhten Gefährdung der Atemwege durch Pathogene einhergeht (▶ Kap. 1.6.4). Zudem sind die muköziliäre Clearance und die Konzentrationen von Immunglobulinen im Atemwegssekret bei älteren Menschen vermindert. Diese Faktoren führen zu einem vermehrten Auftreten von Pneumonien und anderen respiratorischen Infektionen im höheren Lebensalter (▶ Kap. 8).

Im Bereich des Urogenitalsystems kommt es mit zunehmendem Lebensalter oft zu mechanischen Veränderungen, die zu einer reduzierten Blasenkapazität, einer verminderten Urinflußrate und einem erhöhten Restharnvolumen führen (z. B. Prostataveränderungen beim Mann, Blasenprolaps bei der Frau). Hormonelle Einflüsse, wie z. B. sinkende Östrogenspiegel bei postmenopausalen Frauen, führen zu einer Abnahme der Durchblutung und Barrierefunktion der Urogenitalschleimhaut. Bei älteren Frauen kommt es zur Atrophie der vaginalen Schleimhaut und zu einem Anstieg des vaginalen pH-Werts. Hierdurch kann eine Fehlbesiedelung mit Enterobacteriaceae und Anaerobiern auftreten, die mit dem vermehrten Auftreten von Harnwegsinfektionen assoziiert ist (Ternes und Wagenlehner 2020). Altersassoziierte Veränderungen des Urothels begünstigen zudem die Adhärenz von Bakterien (El Chakhtoura et al. 2017). Ältere Menschen sind infolge dieser Veränderungen anfälliger für Harnwegsinfektionen (▶ Kap. 9).

1.3 Altersassoziierte Veränderungen des Mikrobioms

Die Gesamtheit der Mikroorganismen (Bakterien und Pilze), die den Menschen besiedeln, wird als menschliches Mikrobiom oder Mikrobiota bezeichnet. Insbesondere das intestinale Mikrobiom ist Gegenstand intensiver Forschung. Mit zunehmendem Alter nimmt die Mikrobiota-Diversität insgesamt ab, wobei proteolytische Bakterienarten zunehmen und saccharolytische Bakterienarten abnehmen (Bischoff 2016). Ernährungsgewohnheiten und Lebensumgebung haben einen großen Einfluss auf das Mikrobiom. Jede antibiotische Therapie führt zu einer plötzlichen Veränderung der Zusammensetzung des Mikrobioms (O'Toole und Jeffery 2015; ▶ Kap. 6). Hierdurch steigt insbesondere das Risiko für *C. difficile*-Enteritiden (▶ Kap. 10.1).

Das Darmmikrobiom kommuniziert mit seinem Wirt über verschiedene Biomoleküle, Signalwege und epigenetische Mechanismen. Darm-Dysbiose kann die innate Immunantwort beeinflussen, zum Inflamm-Aging beitragen (▶ Kap. 1.1.3) und Infektionserkrankungen begünstigen (Kim und Jazwinski 2018).

Es existiert eine bidirektionale Beziehung zwischen Mikrobiom und chronischen Erkrankungen, Pharmakagebrauch (insbesondere Antibiotikatherapien; ▶ Kap. 6), und geriatrischen Syndromen (▶ Kap. 1.6) (Gemikonakli et al. 2020).

Neben den beschriebenen Veränderungen des Darmmikrobioms kommt es altersassoziiert zu Veränderungen des Mikrobioms des Respirationstrakts, des Mund-Rachen-Raums und der Haut.

1.4 Erkrankungen und Multimorbidität

Die Prävalenz chronischer und degenerativer Erkankungen nimmt mit dem Alter zu. Bei vielen älteren Menschen treten mehrere vor allem internistische, neurologische und muskuloskelettale Erkrankungen gemeinsam auf. In Deutschland werden 62 % der ≥ 65-Jährigen wegen drei oder mehr chronischen Erkrankungen behandelt (van den Bussche und Scherer 2011). Über 30 % der Menschen ≥ 70 Jahre haben mindestens fünf chronische Erkrankungen. Die geriatrietypische Multimorbidität ist ein Kennzeichen des geriatrischen Patienten. Häufig gibt es Unklarheiten bei der Definition des Begriffs der Multimorbidität und bei seiner Abgrenzung zu häufig coexistierenden bzw. miteinander assoziierten chronischen Erkrankungen und zu geriatrischen Syndromen. Hier existieren wechselseitige Interaktionen, eine scharfe Trennung ist oft nicht möglich. Dieser Thematik widmet sich ausführlich der Band »Umgang mit Multimorbidität und Multimedikation« dieser Reihe (Burkhard 2019).

Jede einzelne chronische Erkrankung für sich kann Auswirkungen auf die Infektionsanfälligkeit und den Verlauf von Infektionskrankheiten haben. Autoimmunerkrankungen, hämatoonkologische Erkrankungen und dialysepflichtige Niereninsuffizienz gehen wie auch bei jüngeren Menschen mit einem generell erhöhten Risiko für Infektionen einher. Diabetes mellitus mit seinen Komplikationen hat Langzeitauswirkungen auf das Immunsystem und einen direkten Einfluss auf die Wundheilung und geht mit einem erhöhten Risiko für infizierte Hautulcera, diabetische Fußinfektionen, Erysipele, Infektionen des Weichteilgewebes und Osteomyelitiden einher (Yoshikawa et al. 2017; Pitocco et al. 2019; ▶ Kap. 11). Chronische bzw. häufige Hyperglykämien begünstigen u. a. über die Aktivierung von NF-kB einen chronisch inflammatorischen Prozess. Perioperative Infektionen treten bei erhöhten Blutzuckerwerten häufiger auf, Glukosurien begünstigen das Auftreten von Harnwegsinfekten (Kheir et al. 2018; ▶ Kap. 9).

Neurodegenerative Erkrankungen, insbesondere Parkinson-Syndrome und Demenzerkrankungen, sind mit einem vermehrten Auftreten von Schluckstörungen assoziiert (Dysphagie; ▶ Kap. 1.6.4), die wiederum zu einem erhöhten Risiko für Aspirationspneumonien führen (▶ Kap. 8.1).

Auch viele akute Erkrankungen, die bei älteren Menschen häufiger auftreten als bei jüngeren Menschen, gehen mit einem erhöhten Risiko für Infektionskrankheiten einher. Bespielsweise erkranken 10–25 % der Patienten mit akutem ischämischem Schlaganfall an einer Pneumonie (▶ Kap. 8.1). Risikofaktoren sind hierbei hohes Lebensalter, schwere neurologische Defizite und vor allem das Vorhandensein einer Schluckstörung (Dysphagie, ▶ Kap. 1.6.4). Neben Pneumonien treten aber auch Harnwegsinfekte und Infektionkrankeiten anderer Organsysteme im Rahmen akuter Schlaganfälle gehäuft auf (Gesamtinzidenz 30 %) (Shi et al. 2018). Eine wesentliche Ursache hierfür ist die Schlaganfall-induzierte Immunsuppression, die Gegenstand intensiver aktueller klinischer und experimenteller Forschung ist (Vermeij et al. 2018).

Bei eingeschränkter pulmonaler Durchblutung und/oder Belüftung, z. B. im Rahmen von Lungenembolien, bei kardialer Dekompensation mit pulmonaler Stauung oder bei Lungenödemen, ist das Risiko für Pneumonien deutlich erhöht (▶ Kap. 8.1).

Nach Traumata und Frakturen und Verletzungen der Haut kann es vermehrt zu Haut- und Weichteilinfektionen kommen (▶ Kap. 11).

Delire, d. h. akute Verschlechterungen cerebraler Funktionen, treten bei älteren Menschen deutlich häufiger auf als bei jüngeren Menschen (▶ Kap. 2.3). Patienten mit Delir haben ein erhöhtes Risiko für Infektionskrankheiten, insbesondere für Pneumonien (▶ Kap. 8.1) und Harnwegsinfekte (▶ Kap. 9).

In Tabelle 1.3 werden häufige chronische und akute Erkrankungen älterer Menschen aufgeführt, die mit einem gehäuften Auftreten von Infektionskrankheiten assoziiert sind.

Generell gehen chronische Erkrankungen und Akuterkrankungen im höheren Lebensalter mit vermehrten Kontakten zum Gesundheitssystem, Hospitalisierungen und invasiven diagnostischen und therapeutischen Maßnahmen einher, die unabhängig von der Erkrankung Risikofaktoren für das Auftreten von Infektionskrankheiten sind (▶ Kap. 1.7). Auch Immobilität bzw. verminderte Mobilität im Rahmen von akuten oder chronischen Erkrankungen ist ein wesentlicher unabhängiger Risikofaktor für Infektionskrankheiten (▶ Kap. 1.6.5).

1 Infektionsrelevante Besonderheiten älterer Menschen

Tab. 1.3: Häufige chronische und akute Erkrankungen im höheren Lebensalter und ihre Assoziation mit Infektionskrankheiten

Erkrankungen (Auswahl)	Gehäuft auftretende Infektionskrankeiten (Auswahl)
Chronisch obstruktive Lungenerkrankungen (COPD) Pulmonale Stauung/Lungenödem Lungenembolien	• Bronochopulmonale Infekte • Pneumonien
Neurodegenerative Erkrankungen • Demenzen • Parkinson-Syndrome Schlaganfälle Delire	• (Aspirations)pneumonien • Harnwegsinfektionen
Diabetes mellitus	• Haut- und Weichteilinfektionen • Harnwegsinfektionen
Periphere arterielle Verschlusskrankheit	• Haut- und Weichteilinfektionen
Arthrosen Rheumatoide Arthritis	• Gelenkinfektionen
Degenerative Wirbelsäulenveränderungen	• Spondylodiszitiden
Prostaadenom	• Harnwegsinfektionen
Vorhandensein von Fremdkörpern, z. B. • Gelenkprothesen • künstliche Herzklappen	 • Knochen- und Gelenkinfektionen • Endokarditiden

1.5 Medikamente und Polypharmazie

Die Zunahme von Erkrankungen im höheren Lebensalter geht mit dem vermehrten Gebrauch von Medikamenten einher. Wie die Multimorbidität (▶ Kap. 1.4) ist auch die mit ihr einhergehende Polypharmazie ein Kennzeichen des geriatrischen Patienten. 42 % der ≥ 65-jährigen gesetzlich Versicherten nehmen mehr als fünf Medikamente ein, Pflegeheimbewohner erhalten im Durchschnitt sechs bis sieben Medikamente (Moßhammer et al. 2016). Der verbreitete Gebrauch von Medikamenten, die Abwehrmechanismen des Organismus und andere Funktionen des Immunsystems beeinflussen können, macht ältere Menschen anfälliger für Infektionen (Yoshikawa et al. 2017). Eine Auswahl dieser Medikamente zeigt Tabelle 1.4.

Tab. 1.4: Im höheren Lebensalter häufig eingesetzte Medikamente, die Einfluss auf die Inzidenz und den Verlauf von Infektionskrankheiten haben

Medikament	Wirkungen (Auswahl)	Beeinflusste Infektionskrankheiten (Auswahl)
Neuroleptika	• Dysphagie • Sedierung	• Pneumonien
Anticholinergika	• Verminderter Tonus der glatten Muskulatur von Brochialsystem, Magen-Darm-Trakt und ableitenden Harnwegen • Blasenentleerungsstörungen • Verminderte Produktion von Speichel, Magensaft, Bronchialsekret und Schweiß	• Harnwegsinfektionen • Pneumonien
Statine	• Verminderte Antikörperbildung • Verminderte Effektivität von Impfungen	• Infektionen verschiedener Organsysteme
Protonenpumpenhemmer	• Verminderte Magensäureproduktion • Erhöhter pH-Wert des Magensafts	• Gastrointestinale Infektionen • *C. difficile*-Enteritiden

Tab. 1.4: Im höheren Lebensalter häufig eingesetzte Medikamente, die Einfluss auf die Inzidenz und den Verlauf von Infektionskrankheiten haben – Fortsetzung

Medikament	Wirkungen (Auswahl)	Beeinflusste Infektionskrankheiten (Auswahl)
	• Veränderte Magen- und Darmflora • Verminderte Resorption von Vitamin B12	
Immunsuppressiva (Glukokortikoide, Chemotherpeutika etc.)	• Allgemein unterdrückte Immunantwort • Unterschiedliche immunmodulatorische Angriffspunkte	• Infektionen verschiedener Organsysteme • Septitiden
Antibiotika	• Veränderungen des Mikrobioms	• C. difficile-Enteritiden

Der Gebrauch von Sedativa allegemein ist mit einer höheren Inzidenz von ambulant erworbenen Pneumonien assoziiert (Yoshikawa et al. 2017). Einige Studien zeigen eine erhöhte Infektionsrate unter Einnahme von Benzodiazepinen und Z-Substanzen, die Datenlage hierfür ist jedoch nicht ganz eindeutig. Neuroleptikagebrauch erhöht das Risiko für Aspirationspneumonien (Herzig et al. 2017; ▸ Kap. 1.6.4; ▸ Kap. 8.1). Für Risperidon wird eine generell immunsuppressive Wirkung diskutiert. Anticholinergika erhöhen die Restharnbildung und damit die Gefahr für Harnwegsinfekte (▸ Kap. 9.1), außerdem vermindern sie die Bildung von Haut- und Schleimhautsekreten und führen so zur Einschränkung der Barrierefunktionen (Yoshikawa et al. 2017). Statine reduzieren die Antikörperantwort und die klinische Effektivität von Impfungen (▸ Kap. 6.2.1), möglicherweise durch die Beeinflussung der Zellmembran von Immunzellen und die Veränderung der HDL-Expression von regulatorischen T-Zellen (Del Giudice et al. 2017). Auch die Langzeiteinnahme von Metformin und NSAR beeinflusst die adaptive Immunantwort (Agarwal et al. 2018). Langzeitgebrauch von Protonenpumpenhemmern ist mit einem vermehrten Auftreten von gastrointestinalen Infektionen durch

Campylobacter jejuni, Salmonellen und *C. difficile* assoziiert (▶ Kap. 10) (Vaezi et al. 2017). Immunsuppressive Medikamente (Chemotherapeutika oder anti-inflammatorische Medikamente, wie Kortikosteroide) unterdrücken eine effektive Immunantwort auf Infektionen und Impfungen (Del Giudice et al. 2017). Bei Patienten mit rheumatoider Arthritis kommt es unter Behandlung mit Biologika dosisabhängig zur Zunahme schwerwiegender Infektionen. Antibiotika beeinflussen akut die Zusammensetzung des Mikrobioms und erhöhen das Risiko für *C. difficile*-Enteritiden (▶ Kap. 1.3; ▶ Kap. 7; ▶ Kap. 10.1).

1.6 Geriatrische Syndrome

Geriatrische Syndrome beeinflussen die Infektionsanfälligkeit und den Verlauf von Infektionskrankheiten. Ein geriatrisches Syndrom ist ein klinisches Phänomen älterer Patienten, das eine hohe Prävalenz besitzt, eine multifaktorielle Genese aufweist, mit weiteren Komorbiditäten assoziiert und mit einem schlechteren Outcome verbunden ist. Die multifaktorielle Genese geriatrischer Syndrome umfasst meist altersphysiologische Organveränderungen, chronische und akute Erkrankungen sowie Medikamentenwirkungen. Zu den klassischen geriatrischen Syndromen gehören Immobilität, Instabilität und Inkontinenz (▶ Kap. 1.6.5) sowie kognitive Defizite (▶ Kap. 1.6.3) und Mangelernährung (▶ Kap. 1.6.1). Hinzu kommen die Sarkopenie (▶ Kap. 1.6.2), die oben ausführlich beschriebene Immunoseneszenz (▶ Kap. 1.1) und die iatrogenen Schädigungen durch Polypharmazie (▶ Kap. 1.5). Auch die Dysphagie (▶ Kap. 1.6.4) mit ihrer besonderen Relevanz für Infektionskrankheiten wird hier unter den geriatrischen Syndromen aufgeführt.

Es gibt Überschneidungen und wechselseitige Beeinflussungen zwischen den einzelnen geriatrischen Syndromen. Das übergreifende geriatrische Syndrom Frailty (Gebrechlichkeit) liegt bei bis zu 45 % der ≥ 85-Jährigen vor (Del Giudice et al. 2017) und ist definiert durch eine verminderte Belastbarkeit und Kraft (physisch, mental, emotional) einhergegend mit einer erhöhten Vulnerabilität, durch einen endogenen oder exogenen Stressor die Selbständigkeit zu verlieren oder zu sterben (Rodriguez-Manas et al. 2013). Die gängigen Diagnosekriterien für Frailty zeigen insbesondere Überschneidungen zur Sarkopenie und zur Malnutrition.

1.6.1 Malnutrition

Protein- und Kalorienmangelernährung

Malnutrition äußert sich im höheren Lebensalter meist als Protein- und Kalorienmangelernährung. Sie betrifft 20–30% aller älteren Menschen, insbesondere institutionalisierte und hospitalisierte Personen (El Chakhtoura et al. 2017). Bei etwa einem Viertel aller Krankenhauspatienten und bei mehr als der Hälfte der geriatrischen Krankenhauspatienten liegt eine Mangelernährung vor, ein Risiko für eine Mangelernährung besteht noch deutlich häufiger (Kaiser et al. 2010).

Die Ursachen der Malnutrition sind multifaktoriell: sozioökonomisch, psychologisch (Depression, Isolation) und biologisch/medizinisch. Verändertes Geschmacks- und Durstempfinden, verzögerte Magenentleerung, Bewegungsmangel, Appetitlosigkeit (u. a. durch Änderungen der Spiegel von Appetit-regulierenden Peptiden und Hormonen), schlechter Zahnstatus, schlecht sitzende Zahnprothesen, Medikamente und Schluckstörungen (Dysphagie, ▶ Kap. 1.6.4) sind wesentliche Faktoren, die zur Mangelernährung beitragen. Auch eine ungünstige Zusammensetzung der Nahrung, ein schlechter Zugang zum Essen, funktionelle Defizite, die die Essenszubereitung und Nahrungsaufnahme erschweren, sowie Essen ohne Gesellschaft anderer Menschen tragen zur Malnutrition bei älteren Menschen bei. Erhöhte Spiegel proinflammatorischer Zytokine bei älteren Personen (Inflamm-Aging, ▶ Kap. 1.1.3) führen zu einer vermehrt katabolen Stoffwechsellage, die durch einen hohen Energieverbrauch bei akuten und chronischen Erkrankungen noch vestärkt wird (El Chakhtoura et al. 2017). Insbesondere inflammatorische Prozesse im Rahmen schwerer akuter Infektionskrankheiten können zur Malnutrition beitragen. Die Erkrankungs-assoziierte Inflammation ist ein ätiologisches Kriterium der GLIM (Global Leadership Initiative on Malnutrition)-Kriterien (▶ Kap. 4.2.1) zur Diagnose der Malnutrition (Cederholm et al. 2019).

Malnutrition trägt zur Dysregulation des Immunsystems bei älteren Menschen bei und führt zu einer erhöhten Anfälligkeit für Infektionen (El Chakhtoura et al. 2017). Infolge von Proteinmangel kommt es beispielsweise zur Reduktion von zirkulierendem IgA und zur Reduktion zirkulierender T-Zellen (Pasini et al. 2018). Veminderte Zytokinproduktion, verminderte Phagozytose und verminderte Aktivität von NK-Zellen sind mit Malnutrition assoziiert (Aiello et al. 2019). Ein schlechter Ernährungsstatus geht mit dem vermehrten Auftreten von Harnwegsinfektionen bei Pflegeheimbewohnern einher und ist ein wesentlicher Risikofaktor für Wundinfektionen (▶ Kap. 11.4) und andere nosokomiale Infektionen (Thibault et al. 2015). Bei Vorliegen einer Malnutrition ist das Risiko für schwere bzw. tödliche Verläufe von Infektionskrankheiten, u. a. COVID-19 (▶ Kap. 8.3), erhöht (Recinella et al. 2020).

Auch bei adipösen Personen und Kalorienüberernährung kann ein Proteinmangel vorliegen. Adipositas geht mit einem erhöhten inflammatorischen Status resultierend aus der Infiltration des Fettgewebes durch Makrophagen mit erhöhter Produktion von proinflammatorischen Zytokinen (z. B. IL-6, TNF-alpha) einher (El Chakhtoura et al. 2017), trägt damit zur »Metaflammation« und zum Inflamm-Aging (▶ Kap. 1.1.3) bei und kann möglicherweise Alterungsprozesse beschleunigen.

Malnutrition ist eng verknüpft mit den geriatrischen Syndromen Sarkopenie (▶ Kap. 1.6.2), Frailty und Immobilität (▶ Kap. 1.6.5), die wiederum mit einer erhöhten Infektionsanfälligkeit und einem schwereren Verlauf von Infektionskrankheiten einhergehen.

Mikronährstoffdefizite

Mikronährstoffdefizite sind in der deutschen Allgemeinbevölkerung eher selten, bei geriatrischen Patienten haben sie jedoch eine höhere Prävalenz und Relevanz. Sie sind oft assoziiert mit einer Protein-Energie-Malnutrition und können durch Erkrankungen oder Medikamente bedingt sein. Bei vorliegenden Infektionen und inflammatorischen Prozessen, insbesondere bei Sepsis, besteht ein hoher Verbrauch von Mikronährstoffen und damit ein erhöhter Bedarf (Belsky et al. 2018).

Vitamin C, ein essenzieller Mikronährstoff und ein potentes Antioxidanz, unterstützt die Funktionen verschiedener Zellen des innaten und adaptiven Immunsystems, u. a. die Phagozytose und das Abtöten von Erregern, und trägt zur Immunabwehr bei. Vitamin C-Mangel geht mit einer erhöhten Infektionsanfälligkeit einher. Über 10 % der geriatrischen Krankenhauspatienten zeigen niedrige Vitamin C-Serumspiegel und klinische Zeichen eines Vitamin C-Mangels. Im Rahmen von Infektionen und inflammatorischen Prozessen kommt es zu einem vermehrten Verbrauch von Vitamin C und damit häufiger zu einem Mangel (Carr und Maggini 2017).

Bei Patienten in geriatrischen Kliniken in Deutschland und Japan bestand kein genereller Mangel an Thiamin (Vitamin B1). Allerdings stellen Alkoholismus, Niereninsuffizienz, Diuretika (insbesondere Schleifendiuretika) und unausgewogene Ernährung mit hohem Kohlenhydratgehalt Risikofakatoren für einen Thiaminmangel dar. Auch Thiamin wird im Rahmen inflammatorischer Prozese verbraucht, was sich z. B. durch Abnahme der Thiamin-Serumkonzentrationen bei Sepsispatienten zeigt (Akashi et al. 2018).

Vitamin D-Mangel, meist definiert als 25-Hydroxy-Vitamin D (25-OH-Vitamin D)-Serumkonzentration < 30 ng/ml, ist sehr häufig bei älteren Personen, insbesondere bei Pflegeheimbewohnern und hospitalisierten Patienten. 98 % der Patienten in einer geriatrischen Aktuklinik in Italien hatten einen Vitamin D-Mangel (Boccardi et al. 2019). Vitamin D beeinflusst die Funktion verschiedener Immunzellen, u. a. die Phagozytosefähigkeit von Mikrogliazellen (Djukic et al. 2014). Die Auswirkungen des Vitamin D-Mangels auf die Infektionsresistenz und den Verlauf von Infektionen sind Gegenstand experimenteller und klinischer Studien. Vitamin D-Mangel geht mit einem erhöhten Risiko für ambulant erworbene Pneumonien einher (Zhou et al. 2019; ▶ Kap. 8) und scheint generell mit einer verminderten Infektionsresistenz assoziiert zu sein. Einige Studien zeigen eine erhöhte Mortalität bei kritisch Kranken und Sepsispatienten mit Vitamin D-Mangel (Lang und Aspinalli 2017).

1.6.2 Sarkopenie

Das geriatrische Syndrom Sarkopenie bezeichnet den altersassoziierten übermäßigen Abbau von Muskelmasse, Muskelkraft und Muskelfunktion (Cruz-Jentoft et al. 2019). Unterschieden wird die rein durch Alterungsprozesse bedingte primäre Sarkopenie von der sekundären Sarkopenie. Pathophysiologisch spielen entzündliche Prozesse (Inflamm-Aging, ▶ Kap. 1.1.3), Hormone, Mangelernährung (▶ Kap. 1.6.1), reduzierte körperliche Aktivität und neurodegenerative Ursachen (Schädigung des zweiten Motoneurons, Degeneration der neuromuskulären Endplatte) eine Rolle (McCormick und Vasilaki 2018). Die Prävalenz der Sarkopenie in der Allgemeinbevölkerung beträgt etwa 5 % bei den ≥ 65-Jährigen, 16 % bei den ≥ 80-jährigen Frauen und 8 % bei den ≥ 80-jährigen Männern. Beim älteren Menschen führt bereits eine kurze Immobilisierung/Bettlägerigkeit (▶ Kap. 1.6.5) in Verbindung mit unzureichender Ernährung, z. B. postoperativ oder im Rahmen von Infektionen oder anderen Erkrankungen, zu einer rapiden Zunahme der Sarkopenieschwere (Drey et al. 2018).

Die Sarkopenie geht mit einer Beeinträchtigung von Alltagsfunktionen, Bewegung, Ausdauer, Belastbarkeit, körperlicher Aktivität, Mobilität und Lebensqualität einher. Sie ist zudem assoziiert mit einer erhöhten Sturz- und Frakturgefahr und mit einer erhöhten Mortalität. Ist die Muskulatur der Zunge, des Pharyx und Ösophagus betroffen, kommt es zur »sarkopenen Dysphagie« (▶ Kap. 1.6.4). Sarkopenie der Zwerchfell- und Atemmuskulatur führt zu Einschränkungen bei der Atmung (Bordoni et al. 2020). Metabolische Veränderungen bei der Sarkopenie begünstigen einen proinflammatorischen Zustand, durch den die Entstehung verschiedener Erkrankungen gefördert wird und der Auswirkungen auf die Infektionsresistenz und -bewältigung hat (▶ Kap. 1.1.3). Das Risiko für postoperative Gelenkinfektionen (▶ Kap. 12.2) ist beispielsweise bei Vorliegen einer Sarkopenie erhöht (Babu et al. 2019). Studien an Patientenkollektiven mit Lebererkrankungen zeigen bei Vorliegen einer Sarkopenie ein erhöhtes Risiko von Pneumonien und Septitiden (▶ Kap. 13.2) (Lucidi et al. 2018).

1.6.3 Kognitive Defizite

Kognitive Defizite kommen bei älteren Patienten häufig im Rahmen von Demenzerkrankungen oder eines Delirs (▶ Infobox: Delir; ▶ Kap. 1.4; ▶ Kap. 2.3) vor. Etwa 1,7 Millionen Menschen in Deutschland sind an einer Demenz erkrankt, die meisten davon an einer Alzheimer-Demenz oder einer vaskulären Demenz.

Infektionskrankheiten treten bei Patienten mit Demenz häufiger auf, oft besteht eine Dysphagie (▶ Kap. 1.6.4) mit einem damit eingehenden Risiko für Aspirationspneumonien (▶ Kap. 8.1). Infektionen im Urogenitalbereich können durch eine begleitende Urin- und Stuhlinkontinenz (▶ Kap. 1.6.5) und mangelnde Intimhygiene vermehrt auftreten.

Kognitiv eingeschränkte Personen haben häufiger Kontakt zu pflegerischen Einrichtungen und können Hygienemaßnahmen oft nicht adäquat einhalten, wodurch ihr Risiko insbesondere für nosokomiale Infektionen erhöht ist (▶ Kap. 1.7.1; ▶ Kap. 5.1). Zudem schildern klinische Symptome oft nicht oder nur unspezifisch, was die klinische Diagnose erschwert.

1.6.4 Dysphagie

Eine Dysphagie ist eine Funktionsstörung des Schluckens, bei der wahrgenommene oder reale Schwierigkeiten bestehen, einen Bolus zu formen und/oder sicher von der Mundhöhle in den Magen zu transportieren (Baijens et al. 2016). Symptome einer Dysphagie sind u. a. Aspiration, Residuen, exzessives Räuspern, heisere Stimme, atypische Atmung und repetitives Schlucken (Warnecke und Dziewas 2018). Aufgrund ihrer besonderen Relevanz im Hinblick auf Infektionkrankheiten wird die Dysphagie hier als separates geriatrisches Syndrom aufgeführt.

Der Schluckvorgang ist hoch komplex und lässt sich in vier Phasen unterteilen: die orale Vorbereitungsphase sowie die orale, pharyngeale und ösophageale Phase. Oropharyngeale Dysphagien kommen häufiger vor als ösophageale Dysphagien. Ihre Prävalenz nimmt mit dem Alter zu und ist besonders hoch bei multimorbiden geriatrischen Patienten und Patienten mit neurologischen Erkrankungen (▶ Tab. 1.5).

Tab. 1.5: Prävalenz der oropharyngealen Dysphagie in verschiedenen Kollektiven älterer Personen (zusammengefasst aus Warnecke und Dziewas 2018)

Kollektiv	Prävalenz
Gesamtbevölkerung ≥ 65 Jahre	> 13 %
Unabhängig lebende Personen ≥ 80 Jahre	33 %
Ältere Menschen in Pflegeheimen	40–50 %
Patienten in geriatrischer Akutklinik	30–47 %
Stationäre ältere Patienten mit ambulant erworbener Pneumonie	55–92 %
Patienten mit moderater bis schwerer Alzheimer-Demenz	84–93 % (instrumentelle Diagnostik)
Patienten mit Morbus Parkinson	35 % (subjektive Einschätzung) 82 % (objektive Untersuchungstechniken)

Neben neurogenen Ursachen, z. B. im Rahmen von Schlaganfällen oder neurodegenerativen Erkrankungen (▶ Kap. 1.4), können u. a. Entzündungen oder Tumoren im Bereich des Schlucktraktes, gastroösophagealer Reflux, Zenker-Divertikel oder psychische Erkankungen Gründe für eine Dysphagie sein. Auch anatomische und neurophysiologische Veränderungen im Rahmen des Alterungsprozesses können zur Beeinträchtigung des Schluckaktes führen (Sensorik, Motorik, Bindegewebe, Haltung, Xerostomie etc.). Die Sarkopenie (▶ Kap. 1.6.2) kann auch die Muskulatur der Zunge, des Pharyx und Ösophagus betreffen und äußert sich dann als Dysphagie. Verschiedene Medikamente, insbesondere Neuroleptika und Anticholinergika, können eine Dysphagie begünstigen (▶ Kap. 1.5; Herzig et al. 2017).

Eine Dysphagie im höheren Lebensalter geht mit einem erhöhten Risiko für Aspirationspneumonien (▶ Kap. 8.1), Malnutrition (▶ Kap. 1.6.1), Exsikkose, schwerwiegende Komplikationen und Mortalität einher und ist mit einem schlechteren funktionellen Status, schlechter Mundhygiene, Peridontitis und Karies assoziiert (Baijens et al. 2016; Tagliaferri et al. 2019).

Bei selbständig lebenden Personen ≥ 70 Jahre verdoppelt sich das Risiko für eine Pneumonie bei Vorhandensein einer Dysphagie (Serra-Prat et al. 2012).

1.6.5 Immobilität, Urin- und Stuhlinkontinenz

Die Pneumonie (▶ Kap. 8.1) ist die häufigste Komplikation von Immobilisierung (Bettlägerigkeit) während eines Krankenhaushaufenthaltes. Weitere Hauptkomplikationen sind Harnwegsinfektionen (▶ Kap. 9), Dekubitalulcera und Thrombosen (Li et al. 2019). Immobilität führt zudem zur Zunahme der Sarkopenie (▶ Kap. 1.6.2).

Urininkontinenz und Stuhlinkontinenz gehen mit einem erhöhten Auftreten von Infektionen im Genitalbereich, Dermatitiden und Dekubitalulcera einher (Beele et al. 2018). Bei infizierten Dekubitalulcera besteht die Gefahr einer tieferen Weichteilinfektion und Osteomyelitis (Wong et al. 2019a; ▶ Kap. 11)

1.7 Extrinsische Faktoren

1.7.1 Kontakt zu pflegerischen und medizinischen Einrichtungen

Ältere Menschen leben, meist abhängig von ihrer Funktionalität, unter unterschiedlichen Rahmenbedingungen und in unterschiedlicher Wohnumgebung: in der eigenen Wohnung, in betreuten Wohneinrichtungen oder in Pflegeheimen. Gemeinschaftliches Essen und Unterstützungbedarf bei den Alltagsaktivitäten, bei der Körperpflege, der Nahrungsaufnahme und der Mobilität begünstigen dabei die Ausbreitung von Erregern. Aufgrund der erhöhten Prävalenz chronischer Erkrankungen und von Multimorbidität (▶ Kap. 1.4) und der erhöhten Inzidenz akuter Erkrankungen werden ältere Menschen zudem häufiger medizinisch behandelt, sowohl ambulant als auch stationär in Akutkrankenhäusern und Rehabilitationseinrichtungen (El Chakhtoura et al. 2017). Sie haben daher ein erhöhtes Risiko an einer nosokomialen Infektion zu erkranken, u. a. im Rahmen von invasiven diagnotischen und therapeutischen Maßnahmen (▶ Kap. 1.7.2; ▶ Kap. 5.1) oder im Rahmen von Ausbruchsgeschehen (▶ Kap. 5.2). Typische Erreger nosokomialer Ausbrüche in Deutschland sind z. B. Noroviren (▶ Kap. 10.2), Influenzaviren (▶ Kap. 6.3) und Rotaviren.

Die Prävalenz multiresistenter Erreger in Krankenhäusern und Pflegeheimen ist hoch. In einer Untersuchung aus dem Jahr 2013 waren 32 % der Patienten geriatrischer Kliniken und 18 % der Pflegeheimbewohner mit einem multiresistenten Erreger (MRSA, VRE oder ESBL) besiedelt, bei den Besuchern ambulanter Pflegeeinrichtungen waren es 15 % (Gruber et al. 2013; ▶ Kap. 5.3). Insbesondere funktionell eingeschränkte, multimorbide und hochaltrige Menschen haben durch Pflegebedürftigkeit und Kontakt zu medizinischen Einrichtungen ein erhöhtes Risiko für eine Kolonisation mit multirestistenten Erregern (Becket et al. 2015). Häufige Hospitalisierungen und Rückverlegungen in Langzeitpflegeeinrichtungen begünstigen die Ausbreitung multiresistenter Erreger (Werner und Kuntsche 2000).

1.7.2 Invasive diagnostische und therapeutische Maßnahmen

Invasive medizinische Maßnahmen gehen mit einem Risiko für nosokomiale Infektionen einher, sie werden mit zunehmendem Lebensalter häufiger durchgeführt (Werner und Kuntsche 2000; ▶ Kap. 5.1).

Transurethrale und suprapubische Blasenkatheter sind mit einem deutlich erhöhten Risiko für asymptomatische Bakteriurien (▶ Infobox: Asymptomatische Bakteriurie) und Harnwegsinfektionen verbunden (▶ Kap. 9.2). Bei mindestens 25 % aller Patienten mit einem Harnwegskatheter lässt sich nach zehn Tagen eine Bakteriurie nachweisen, 25 % der Patienten mit harnwegskatheterassoziierter Bakteriurie entwickeln symptomatische Harnwegsinfekte (Katheterassoziierte Infektionen der Harnwege; CA-UTI). Diese können schwerwiegende Folgen für den Patienten haben, bei etwa 3–4 % der Patienten mit CA-UTI kommt es zu einer Bakteriämie bzw. Urosepsis (▶ Kap. 13) (Simon et al. 2015).

Durch periphervenöse Verweilkanülen (PVK) kann es zu lokalen Infektionen an der Einstichstelle und zu Thrombophlebitiden kommen, aber auch zu potenziell lebensbedrohlichen Blutstrominfektionen. Mindestens 10 % aller nosokomialen Blutstrominfektionen sind PVK-assoziiert (RKI 2017a). Bei zentralen Venenkathetern (ZVK) ist das Risiko für Blutstrominfektionen noch höher (▶ Kap. 13.1).

Beatmungsassoziierte Pneumonien (VAP) haben bei invasiver Beatmung eine Inzidenz von 1–3 % pro Beatmungstag, bei nicht-invasiver Beatmung ist die Inzidenz etwa um den Faktor 3 geringer (▶ Kap. 8.1). Alter ≥ 65 Jahre stellt einen Risikofaktor für eine VAP dar (RKI 2013).

Nach operativen Eingriffen besteht die Gefahr einer postoperativen Wundinfektion bzw. Infektion im Operationsgebiet (▶ Kap. 11.4).

Nosokomiale Infektionen haben einen negativen Einfluss auf die Funktionalität (▶ Kap. 2.4) während des stationären Aufenthaltes und sind mit einer höheren Mortalität verbunden (Marzahn et al. 2018).

Merke

Zahlreiche intrinsische und extrinsische Faktoren beim älteren Menschen haben eine Relevanz für Infektionskrankheiten:

- Immunoseneszenz
- Organspezifische Alterungsprozesse
- Veränderungen des Mikrobioms
- Erkrankungen und Multimorbidität
- Medikamente und Polypharmazie
- Geriatrische Syndrome
- Wohnumfeld und Kontakte zu medizinischen und pflegerischen Einrichtungen
- Invasive medizinische Maßnahmen

2 Epidemiologie, Verlauf und Folgen von Infektionskrankheiten bei älteren Menschen

2.1 Erhöhte Anfälligkeit für Infektionskrankheiten

Infektionen stellen ein häufiges und schwieriges Problem bei Personen im höheren Lebensalter und insbesondere im klinischen Alltag in der Geriatrie dar. Infektionskrankheiten sind mit fast 30 % der häufigste Grund für Krankenhauseinweisung von ≥ 65-jährigen Pflegeheimbewohnern und nach kardiovaskulären Erkrankungen der zweithäufigste Grund für eine Krankenhauseinweisung zu Hause lebender Personen ≥ 65 Jahre (16,2 %) (Spector et al. 2012). In einer älteren Studie hatten 54 % der selbständig im häuslichen Umfeld lebenden ≥ 65-Jährigen innerhalb von 24 Monaten mindestens eine Infektionskrankheit.

Die Inzidenz und Prävalenz fast aller bakterieller Infektionen im Erwachsenenalter, d. h. das Neugeborenen-, Kindes- und Jugendalter ausgenommen, nimmt mit ansteigendem Alter zu. Pneumonien und Harnwegsinfektionen sind die häufigsten Infektionskrankheiten im höheren Lebensalter, gefolgt von Haut- und Weichteilinfektionen und gastrointestinalen Infektionen (▶ Kap. 8–11). Reaktivierungen von latenten Infektionen treten im höheren Lebensalter häufiger auf (z. B. Herpes zoster (▶ Kap. 6.5), Tuberkulose). Auch andere Infektionskrankheiten, die sonst nur bei Immunsupprimierten eine Rolle spielen, sind bei älteren Personen relevant.

Ältere Menschen haben ein besonders hohes Risiko für nosokomiale Infektionen, das mit zunehmendem Lebensalter wächst (▶ Kap. 1.7; ▶ Kap. 5.1; Werner und Kuntsche 2000; Dugdale et al. 2019). Die Prävalenz nosokomialer Infektionen ist daher in geriatrischen Kliniken besonders hoch (18/1.000 Krankenhaustage), am häufigsten handelt es sich hier um Harnwegsinfekte, Gastroenteritiden und Infektionen des unteren Respirationstrakts. Von nosokomialen Ausbruchsgeschehen (▶ Kap. 5.2) sind ältere Menschen in besonderem Maße betroffen.

Tabelle 2.1 zeigt exemplarisch den Anstieg der Inzidenzen ausgewählter Infektionskrankheiten im höheren Lebensalter.

Tab. 2.1: Vergleich der Inzidenzen verschiedener Infektionskrankheiten bei jüngeren und älteren Menschen (RKI 2019b; Ewig et al. 2009; Angus et al. 2001)

Infektionskrankheit (Auswahl)	Inzidenz bei jüngeren Menschen <60 Jahre (pro 100.000 und Jahr)	Inzidenz bei älteren Menschen (pro 100.000 und Jahr)
Ambulant erworbene Pneumonie (CAP)	• < 130	• ~ 1.700 bei 80–89-Jährigen • ~ 3.500 bei ≥ 90-Jährigen
Septitiden	• < 500	• ~ 700–1.000 bei 65-74-Jährigen • ~ 1.500–2.000 bei 75–84-Jährigen • ~ 2.600 bei ≥ 85-Jährigen
Listeriose	• < 0,3–0,5	• 3,5–6,6 bei ≥ 80-Jahrigen
C. difficile-Enteritis (schwerer Verlauf)	• < 2	• 26–29 bei ≥ 80-Jährigen
Norovirusinfektion	• ~ 50	• ~ 250 bei ≥ 80-Jährigen
MRSA-Infektion	• 1–3	• 9–23 bei ≥ 80-Jährigen

Immobilisation/Bettlägerigkeit (▶ Kap. 1.6.5), Malnutrition (▶ Kap. 1.6.2), Dysphagie (▶ Kap. 1.6.4), invasive Prozeduren (▶ Kap. 1.7.2) und Länge des Krankenhausaufenthaltes (▶ Kap. 1.7.1) sind unabhängige Risikofaktoren für nosokomiale Infektionen in geriatrischen Kliniken. Hieraus leiten sich wichtige Präventionsansätze für nosokomiale Infektionen in Krankenhäusern und Pflegeheimen ab (Teil II: ▶ Kap. 4 und ▶ Kap. 5).

2.2 Erhöhte Sterblichkeit bei Infektionskrankheiten

Bakterielle Infektionen verlaufen bei älteren Menschen oft schwerer und komplikationsreicher als bei jüngeren Menschen, Bakteriämien und septische Verläufe sind häufiger (▶ Kap. 13). Die Sterblichkeit infolge von Infektionskrankheiten ist bei älteren Personen im Vergleich zu jüngeren Personen erhöht, bei Pneumonien, Harnwegsinfekten, Septitiden und bakteriellen Meningitiden mindestens um den Faktor 3 (Werner und Kuntsche 2000). 17 % der ≥ 90-Jährigen, die wegen einer akuten Infektionskrankheit stationär aufgenommen werden, versterben im Krankenhaus (Huang et al. 2019).

Infektionskrankheiten gehören zu den häufigsten Todesursachen. Eine Infektionskrankheit ist die primäre Todesursache bei bei 1/3 aller Personen ≥ 65 Jahre und bei 45 % der Patienten in einer internistischen Klinik. Bei vielen anderen Patienten tragen Infektionen zum Tode bei (Briongos-Figuero et al. 2015).

Die erhöhte Sterblichkeit bei Infektionskrankheiten im höheren Lebensalter ist Folge der in Kapitel 1.1–1.7 beschriebenen altersassoziierten infektionsrelevanten Veränderungen (▶ Kap. 1) und der zum Teil hierdurch bedingten erschwerten und oft verzögerten Diagnosestellung (▶ Kap. 3.2). Die Letalität der Sepsis steigt beispielsweise mit jeder Stunde Zeitverzögerung der Antibiotikatherapie (Kumar et al. 2006; ▶ Kap. 13.2). Das möglichst frühe Erkennen und damit die frühe Diagnosestellung von Infektionserkrankungen ist essenziell für eine möglichst frühe Therapie (High et al. 2009).

Im Rahmen von Ausbrüchen und Epidemien von Infektionskrankheiten stellen ältere Personen eine besonders vulnerable Gruppe dar. Dies zeigt sich eindrucksvoll am Beispiel der Influenza: In den letzten Jahren lag der Altersmedian der gemeldeten Influenzafälle bei etwa 40 Jahren, der Altersmedian der im Rahmen einer Infuenzainfektion Verstorbenen hingegen bei etwa 80 Jahren (RKI 2019a; ▶ Kap. 6.3). Die SARS-CoV-2-Pandemie rückte die erhöhte Vulnerabilität und Sterblichkeit älterer Menschen im Rahmen von Infektionserkrankungen ins gesellschaftliche Bewußtsein (▶ Kap. 8.3).

Präventionsmaßnahmen zum Schutz vor Infektionen sind daher für Menschen im höheren Lebensalter von besonderer Relevanz (Teil II: ▶ Kap. 5 und ▶ Kap. 6).

2.3 Auswirkungen auf die Entstehung und den Verlauf von Erkrankungen

Infektionen erhöhen das Risiko für verschiedene Akuterkrankungen, insbesondere kardiovaskuläre Erkrankungen. Das Risiko für akute kardiovaskuläre Ereignisse, u. a. Myokardinfarkt, akutes Koronarsyndrom, akute Herzinsuffizienz, Arrhythmien oder Schlaganfall, ist beispielsweise während und nach einer ambulant erworbenen Pneumonie erhöht (Tralhao und Povoa 2020). Hierbei scheinen u. a. eine infektionsassoziierte Plaquedestabilisation, erhöhte Serumkonzentrationen proinflammatorischer Zytokine und infektionsassoziierte Veränderungen im Gerinnungssystem eine Rolle zu spielen. Auch für Influenzainfektionen (▶ Kap. 6.3) und Herpes zoster-Infektionen (▶ Kap. 6.5) wurde eine Assoziation mit ischämischen Schlaganfällen und Myokardinfarkten nachgewiesen (Doherty et al. 2019).

Infektionen gehören zu den typischen Auslösern eines Delirs (▶ Infobox: Delir). Bei Patienten mit Delir sind CRP-Konzentrationen im Serum und IL-6-Konzentrationen im Liquor erhöht (Neerland et al. 2016). Post mortem zeigen sich in Gehirnen von Patienten aktivierte Mikrogliazellen (van Munster et al. 2011). Durch diese Beobachtungen wird die Inflammationshypothese des Delirs gestützt. Die Vermeidung und adäquate Behandlung von Infektionskrankheiten gehört zu den essenziellen Maßnahmen der Delirprävention (▶ Infobox: Delir).

Infobox: Delir

Ein Delir ist eine akut auftretende Störung der cerebralen Funktionen, d. h. des Bewusstseins und der Kognition inklusive Aufmerksamkeit,

Wahrnehmung, Gedächtnis, Orientierung und Auffassung. Häufig kommt es zu Störungen der Psychomotorik und des Schlaf-Wach-Rhythmus sowie zu wahnhaften und affektiven Symptomen. Typischerweise fluktuieren diese Symptome in ihrer Ausprägung. Man unterscheidet je nach Symptomprägnanz das hyperaktive, das hypoaktive und das gemischte Delir. Das Delir hat eine hohe Prävalenz bei stationär behandelten älteren Patienten $\geq$ 65 Jahre, insbesondere in der Neurologie (28,5 %) und der Geriatrie (24,7 %) (Bellelli et al. 2016). Die Genese des Delirs ist mulitfaktoriell. Ursachen können neben Infektionen (▶ Kap. 3.1.2) auch andere Akuterkrankungen, Operationen, Exsikkose oder Elektrolytstörungen sein. Wesentliche Risikofaktoren für ein Delir sind vorbestehende kognitive Defizite, vorbestehende Demenz und hohes Lebensalter. Das Auftreten eines Delirs ist mit einer reduzierten Funktionalität (▶ Kap. 2.4), oft persistierend reduzierter kognitiver Leistungsfähigkeit und erhöhter Sterblichkeit assoziiert. Das Risiko für Infektionskrankheiten, insbesondere für Pneumonien und Harnwegsinfektionen, ist im Rahmen eines Delirs erhöht (▶ Kap. 1.4). Der Delirprävention kommt daher bei der Behandlung älterer Patienten eine große Bedeutung zu.

Auch in der Pathogenese verschiedener chronischer Erkrankungen spielen Infektionen eine Rolle. Hier sind insbesondere die Atherosklerose und die damit verbundenen vaskulären Erkrankungen, die Alzheimer-Demenz und der Diabetes mellitus zu nennen. Diese Erkrankungen mit inflammatorischen Komponenten in ihrer Pathogenese werden auch durch das Inflamm-Aging begünstigt (▶ Kap. 1.1.3). Hierauf basiert u. a. die Inflammationshypothese neurodegenerativer Erkrankungen (Patrick et al. 2019).

Infektionskrankheiten beeinflussen zudem die Symptomatik bzw. den Verlauf von chronischen Erkrankungen. So führen sowohl bakterielle als auch virale respiratorische Infektionen häufig zu Exazerbationen einer chronisch-obstruktiven Lungenerkrankung (COPD) (▶ Kap. 8.4), die mit einer beschleunigten Abnahme der Lungenfunktion und einem Anstieg der Mortalität assoziiert sind (Linden et al. 2019).

Der neuropsychologische und neurologische Status von Patienten mit neurodegenerativen Erkrankungen verschlechtert sich häufig bei bakteriellen Infektionen. Systemische Infektionen führen zu einer kognitiven Verschlechterung bei Patienten mit Alzheimer-Demenz (▶ Infobox: Delir), die oft auch über die Infektion hinaus bestehen bleibt (Holmes et al. 2009). Eine beschleunigte Progression der Alzheimer-Erkrankung durch Peridontitis wird diskutiert. Bei Patienten mit Parkinson-Syndrom sind Infektionskrankheiten eine häufige Ursache für akute Verschlechterungen der extrapyramidal-motorischen und psychischen Symptome und für eine stationäre Krankenhausaufnahme (Koay et al. 2017). Vermutlich kommt es im Rahmen von Infektionen bei Patienten mit neurodegenerativen Erkrankungen zu einer Akzeleration der Neurodegeneration, wobei hier Mikrogliazellen, die innaten Immunzellen im ZNS, eine wesentliche Rolle spielen (Perry et al. 2003). Durch endogene Substanzen (Proteinaggregate wie Amyloid-Beta oder Alpha-Synuclein und Bestandteile untergegangener Nervenzellen) bereits voraktivierte Mikrogliazellen werden bei bakteriellen Infektionen durch Bakterienbestandteile und Zytokine zusätzlich aktiviert und führen zu einer vermehrten neuronalen Schädigung (Schütze et al. 2012).

Die Prävention, frühe Erkennung und Therapie von Infektionen bei Patienten mit M. Parkinson und Alzheimer-Demenz erscheint sinnvoll, um Hospitalisierungen und Verschlechterungen der neurologischen und neuropsychologischen Symptome zu reduzieren.

2.4 Auswirkungen auf die Funktionalität und Selbständigkeit

Infektionen haben neben organbezogenen auch generalisierte Auswirkungen, insbesondere bei septischen Verläufen. Anders als bei jüngeren Erwachsenen sind diese beim älteren Menschen oft mit zum Teil schwerwiegenden Einschränkungen der Mobilität, Kognition und Funktionalität des älteren Patienten verbunden, die auch langfristig bestehen bleiben können (Kale und Yende 2011). Nicht selten sind schwere Infektionskrankheiten mit dem Beginn der Gebrechlichkeit und mit dem Verlust der Selbständigkeit assoziiert (Beckett et al. 2015). Hieraus ergeben sich oft auch Folgen für das Lebensumfeld, die Wohnsiutation und den Unterstützungsbedarf des älteren Menschen, beispielsweise können eine vermehrte Unterstützung durch Angehörige oder Pflegedienste oder eine Aufnahme in ein Pflegeheim notwendig werden.

Besondere Relevanz hinsichtlich Funktionalität und Selbständigkeit älterer Menschen haben die akuten oder auch chronischen Auswirkungen von Infektionskrankheiten auf die Kognition und auf die Muskelfunktion. Infektionen können die Kognition akut beeinflussen im Rahmen eines Delirs (▶ Kap. 2.3; ▶ Kap. 3.1.2; ▶ Infobox: Delir) bzw. einer septischen Enzephalopathie (▶ Kap. 13.2; ▶ Infobox: Septische Enzephalopathie), können sich aber auch chronisch auf die kognitive Leistungsfähigkeit auswirken, wahrscheinlich durch Akzeleration der Neurodegeneration, insbesondere bei vorbestehenden neurodegenerativen Erkrankungen (▶ Kap. 2.3). Akute Verschlechterungen der Muskelfunktionen im Rahmen von Infektionen zeigen sich klinisch u. a. durch eine reduzierte Mobilität oder Stürze (▶ Kap. 3.1.2). Die Critical illness-Polyneuropathie (CIP) und -Myopathie (CIM) ist eine schwerwiegende Begleiterkrankung bei septischen Infektionsverläufen mit oft langfristigen und irreversiblen Folgeschäden (▶ Kap. 13.2). Eine vorbestehende Sarkopenie (▶ Kap. 1.6.2) verschlechtert sich häufig im Rahmen von Infektionskrankheiten. Erhöhte Spiegel von TNF-alpha, IL-6 und CRP sind assoziiert mit Verlust an Muskelmasse, Muskelstärke und Fitness (McCormick und Vasilaki 2018), in niedrigen Dosen allerdings fördern IL-6 und TNF-α die Proliferation und Differenzierung von Muskelzellen. Wahrscheinlich entstehen negative Effekte proinflammatorischer Zytokine auf die Muskulatur erst bei Überschreiten eines bestimmten Schwellenwerts für eine bestimmten Dauer, was zum Beispiel im Rahmen von Infektionen der Fall ist (Degens 2010).

Möglicherweise sind inflammatorische Prozesse (insbesondere durch IL-6) ein gemeinsamer Mechanismus der Neurodegeneration, z. B. bei Alzheimer-Demenz, und Sarkopenie (Michaud und Rivest 2015). Diese Hypothese kommt auch im Konzept der »neurogenen Sarkopenie« und des »extended neurodegenerative overlap syndromes« zum Tragen (Drey et al. 2017).

Merke

Infektionskrankheiten bei älteren Menschen

- haben eine höhere Inzidenz als bei jüngeren Menschen
- verlaufen oft schwerer als bei jüngeren Menschen
- haben eine höhere Letalität als bei jüngeren Menschen
- haben oft schwerwiegende Auswirkungen auf Kognition, Mobilität, Funktionalität und Selbständigkeit
- führen oft zu einer Verschlechterung chronischer Erkrankungen, z. B. neurodegenerativer Erkrankungen

→ **Prävention, schnelles Erkennen sowie frühe und adäquate Therapie von Infektionskrankheiten sind bei älteren Menschen von besonderer Relevanz**

3 Klinische Präsentation und Diagnostik von Infektionskrankheiten im höheren Lebensalter

3.1 Atypische klinische Präsentation

Allgemein sind bei Patienten im höheren Lebensalter typische Symptome von Infektionskrankheiten geringer ausgeprägt, unspezifische Symptome sind allerdings häufiger vorhanden (▶ Tab. 3.1). Die atypische Präsentation von Infektionskrankheiten betrifft insbesondere hochaltrige Menschen, Personen mit Demenz, multimorbide und gebrechliche ältere Menschen (Werner und Kuntsche 2000; High et al. 2009; Yoshikawa et al. 2017).

Tab. 3.1: Atypische klinische Präsentation von Infektionskrankheiten im höheren Lebensalter

Geringere Ausprägung typischer Symptome	• Fehlen typischer Organhinweise • Relativ geringe Symptomatik, schleichender Verlauf • Verminderte oder fehlende Fieberreaktion
Häufigeres Auftreten unspezifischer Symptome	• Auftreten von Verwirrtheit • Auftreten von Verhaltensänderungen, Wahrnehmungsstörungen • Psychomotorische Unruhe oder Lethargie • Abnahme der kognitiven Leistungsfähigkeit • Verschlechterung des funktionellen Status • Auftreten von Funktionsstörungen, z. B. 　– Stürze 　– Verschlechterung der Mobilität 　– Inkontinenz 　– Verminderte Nahrungs- und Flüssigkeitsaufnahme

3.1.1 Geringere Ausprägung typischer Symptome

Neben dem Fehlen typischer Organhinweise, relativ geringer Symptomatik und einem oft schleichenden Verlauf ist die verminderte oder fehlende Fieberreaktion bei älteren Menschen im Rahmen von Infektionskrankheiten hervorzuheben. Die basale Körpertemperatur nimmt mit zunehmendem Alter ab. Die Messung der basalen Körpertemperatur bei Pflegeheimbewohnern ergab folgende Normwerte: 65–74 Jahre: 36,7°C; 75–84 Jahre: 36,5°C; ≥ 85 Jahre: 36,3°C (Gomolin et al. 2005). Bei bis zu 1/3 der Pflegeheimbewohner mit Infektionen ist die Fieberreaktion vermindert oder fehlt, wobei dies insbesondere sehr alte und gebrechliche Personen betrifft (Norman et al. 2016). Nur 65 % der ≥ 65-Jährigen mit einer Infektion und positiver Blutkultur haben eine Körpertemperatur > 38°C (Sloane et al. 2014). Eine verminderte Fieberreaktion geht mit seltenerem Beginn einer intravenösen (i. v.) Antibiotikatherapie und mit einem schlechteren Outcome einher (Henning et al. 2017; ▶ Kap. 2.2). Fieber beim geriatrischen Patienten ist daher ein Warnsymptom: 90 % der ≥ 65-Jährigen mit Fieber sind so schwer erkrankt, dass eine stationäre Aufnahme erforderlich ist (Norman et al. 2016). Es erscheint sinnvoll, bei älteren und insbesondere hochaltrigen Menschen bereits Körpertemperaturen < 38°C als Fieber zu werten (▶ Infobox: Fieber beim älteren Menschen).

> **Infobox: Fieber beim älteren Menschen**
>
> Leitlinien der »Infectious Disease Society of America« (Clinical practice guidelines) (High et al. 2009):
> **Kriterien für Fieber bei älteren Pflegeheimbewohnern:**
>
> - einmalig orale Temperatur > 37,8°C
> - wiederholt orale Temperatur > 37,2°C
> - wiederholt rektale Temperatur > 37,5°C oder
> - Anstieg der Temperatur > 1,1°C über Basistemperatur
>
> (Basistemperatur: an anderen Tagen zur gleichen Tageszeit mit der gleichen Methode gemessen)

Als Ursachen für die verminderte oder fehlende Fieberreaktion im Alter werden eine verminderte Zytokinproduktion nach Toll like-Rezeptor (TLR)-Stimulation (Schütze et al. 2014; Metcalf et al. 2015), eine verminderte Hypothalamusantwort auf endogene und exogene Pyrogene (u. a. verminderte Empfindlichkeit hypothalamischer Rezeptoren für Zytokine) sowie eine Funktionsminderung peripherer Thermoregulationsmechanismen (weniger Muskelmasse, weniger braunes Fettgewebe, veränderte Regulation der Vasokonstriktion) vermutet (Blatteis 2012).

Auch andere typische Infektionssymptome wie beispielsweise Schmerzen am Infektionsort oder Dysurie bei Harnwegsinfekten sind bei älteren Menschen häufig geringer ausgeprägt oder können fehlen (► Teil III).

3.1.2 Häufigeres Auftreten unspezifischer Symptome

Geriatrische Patienten reagieren bei Infektionen und auch bei anderen Erkrankungen häufig nicht mit Symptomen des betroffenen Organs, sondern mit Symptomen des vulnerabelsten Organs mit den geringsten Reserven. Besonders vulnerable Organe sind das Gehirn und die Muskulatur. Unspezifische Zeichen einer Infektion sind daher häufig eine Verschlechterung der Kognition und/oder der Mobilität (► Kap. 2.4).

Verwirrtheit, Verhaltensänderungen, Wahrnehmungsstörungen, psychomotorische Unruhe, Lethargie oder Abnahme der kognitiven Leistungsfähigkeit können beim älteren Menschen erste Zeichen einer Infektion sein. Diese Symptome sind Charakteristika des Delirs (► Infobox: Delir; ► Kap. 2.3).

Im Rahmen von Infektionen kommt es beim älteren Menschen häufig zu motorischen Funktionsstörungen, wie z. B. zur Verschlechterung der Gehfähigkeit und Mobilität oder zu vermehrten Stürzen.

Auch neu aufgetretene Funktionsstörungen wie Urin- oder Stuhlinkontinenz oder verminderte Nahrungs- und Flüssigkeitsaufnahme können erste und unter Umständen einzige Zeichen einer Infektion beim älteren Menschen sein.

Prinzipiell können sich Infektionskrankheiten beim älteren Menschen unspezifisch durch das neue Auftreten oder die Verschlechterung von geriatrischen Syndromen (▶ Kap. 1.6) präsentieren.

3.2 Herausforderungen bei der klinischen Diagnosestellung

Anamnese und klinische Untersuchung sind bei älteren und insbesondere multimorbiden Menschen häufig schwieriger als bei jungen Menschen, sie erfordern Sorgfalt und Erfahrung. Die beschriebene atypische klinische Präsentation (▶ Kap. 3.1) bringt besondere Herausforderungen und Schwierigkeiten bei der klinischen Diagnostik von Infektionskrankheiten im höheren Lebensalter mit sich. Sie kann dazu führen, dass die Symptome fälschlicherweise dem normalen Alterungsprozess zugeschrieben werden und nicht einer Infektion. Dies führt häufig zu einer verzögerten Diagnosestellung oder Fehldiagnose, was wiederum zu einem verzögerten Therapiebeginn, einem schlechteren Outcome und einer erhöhten Sterblichkeit führen kann. Ältere Patienten mit Sepsis (≥ 70 Jahre) haben beispielsweise bei Diagnosestellung und Therapiebeginn bereits schwerere Organdysfunktionen und sind schwerer erkrankt als Patienten < 70 Jahre (Warmerdam et al. 2017; ▶ Kap. 13.2).

Andererseits können unspezifische Symptome fälschlicherweise als Zeichen einer Infektion gewertet werden, was einen inadäquaten Einsatz von Antibiotika zur Folge haben kann, der mit unerwünschten Nebenwirkungen, einem erhöhten Risiko von *C. difficile*-Infektionen und einer Selektion von Antibiotikaresistenzen einhergeht (Werner und Kuntsche 2000; High et al. 2009; Yoshikawa et al. 2017; ▶ Kap. 7.3.5).

Die Kenntnis, Beachtung und adäquate Einordnung unspezifischer Symptome sind wesentliche Aspekte der klinischen Diagnosestellung. Jede akute Änderung des funktionellen Status im höheren Lebensalter sollte an eine Infektion denken lassen. Neben der Einschätzung des aktuellen Status der Kognition, Mobilität und Funktionalität ist daher eine genaue Anamnese und möglichst Fremdanamnese bezüglich des vorbestehenden Status wesentlich.

Die klinische Untersuchung sollte die Beurteilung von Oropharynx, Konjunktiven, Haut (auch sakral, perineal, perirektal), Thorax, Abdomen sowie des Hydratationsstatus beinhalten. Auf möglicherweise einliegende Katheter und Fremdmaterialien sollte gezielt geachtet werden. Die routinemäßige Erhebung der klinischen Parameter Atemfrequenz, Herzfrequenz, Blutdruck und Sauerstoffsättigung (SpO_2) ist zu empfehlen (High et al. 2009).

3.3 Besonderheiten bei der laborchemischen Diagnostik

Laborchemische Untersuchungen und Biomarker sind wesentlich bei der Diagnosestellung und -sicherung einer Infektionskrankheit (Gbinigie et al. 2019). Die gängigen laborchemischen Parameter wie Blutbild und Differentialblutbild, C-reaktives Protein (CRP) und Procalcitonin (PCT) haben auch bei älteren Menschen diagnostische Relevanz und sind wichtig für die Verlaufskontrolle von Infektionskrankheiten. Allerdings ist für eine adäquate Interpretation die Kenntnis von Besonderheiten dieser Laborparameter im höheren Lebensalter erforderlich (Esme et al. 2019).

Tendenziell zeigen die gängigen Laborparameter beim älteren Menschen geringere Veränderungen als bei jüngeren Menschen (Beckett et al. 2015). Leukozytose und Neutrophilie mit Linksverschiebung haben im höheren Lebensalter eine geringere Sensitivität (Ticinesi et al. 2017).

Eine normale Serumkonzentration des CRP (< 5 mg/l) schließt einen ernsthaften bakteriellen Infekt nahezu aus (außer in den ersten 12–24 Stunden), allerdings kann das CRP als unspezifischer Inflammationsmarker auch durch andere Ursachen (rheumatische Erkrankung, Tumorerkrankung, Trauma, Operation etc.) erhöht sein (Ticinesi et al. 2017). Ältere Menschen haben höhere CRP-Basalwerte als jüngere Menschen, der CRP-Anstieg als Reaktion auf Infektionen ist im höheren Lebensalter allerdings vermindert, möglicherweise aufgrund eines verminderten Anstiegs von IL-6, welches die CRP-Produktion in der Leber stimuliert (van Vught et al. 2014). Bei Leberfunktionsstörungen kann die CRP-Produktion eingeschränkt sein.

PCT ist im Vergleich zum CRP spezifischer für bakterielle Infektionen, steigt etwas schneller an (bei gesunden jungen Probanden innerhalb von vier Stunden) und hat mit 20–24 Stunden eine geringere Halbwertszeit (Halbwertszeit von CRP 24–48 Stunden). Sowohl der Anstieg als auch das Absinken der PCT-Serumkonzentrationen verlaufen bei älteren Menschen wahrscheinlich etwas langsamer als bei jüngeren Menschen (Higashikawa 2018). Große Studien bezüglich der Aussagekraft von PCT wurden bisher vor allem bei Patienten mit Sepsis und mit respiratorischen Infektionen durchgeführt, für die Verwendung von PCT bei anderen Infektionen und insbesondere bei älteren Patienten gibt es bisher limitierte Erfahrung und zum Teil widersprüchliche Daten. Die PCT-Serumkonzentrationen steigen auch bei älteren Patienten mit Sepsis und Pneumonie an, der Anstieg scheint jedoch geringer ausgeprägt zu sein als bei jüngeren Patienten mit vergleichbar schweren Infektionen. PCT-Serumkonzentrationen $< 0{,}1$ ng/ml sprechen auch bei älteren Menschen mit hoher Wahrscheinlichkeit gegen das Vorliegen einer schweren bakteriellen Infektion (bei jüngeren Menschen $< 0{,}25$ ng/ml), schließen diese jedoch nicht aus (Schuetz et al. 2019). Eine initale Bestimmung der PCT- ergänzend zur CRP-Serumkonzentration ist auch bei älteren Menschen sinnvoll. Bei erhöhten PCT-Serumkonzentrationen können Verlaufskontrollen zum Monitoring des Infektionsverlaufs genutzt werden (PCT-gesteuerte Antibiotikatherapie, ▶ Kap. 7.4.2).

IL-6 und auch andere Zytokine werden als Biomarker für Infektionen und Sepsis diskutiert und untersucht. Die Basalkonzentrationen proinflammatorischer Zytokine sind im Serum älterer Menschen höher als im Serum jüngerer Menschen (▶ Kap. 1.1.3), der Anstieg der Zytokinkonzentrationen als Reaktion auf eine Infektion ist im höheren Lebensalter jedoch vermindert als Zeichen einer reduzierten systemischen Entzündungsreaktion. Dies wird auch durch experimentelle Daten untermauert: Makrophagen alter Mäuse setzen nach Stimulation mit verschiedenen bakteriellen TLR-Agonisten weniger IL6, TNF-alpha und CXCL2 frei als Makrophagen junger Mäuse (Schütze et al. 2014).

Biomarker, die schnell ansprechen und spezifischer bei der Unterscheidung zwischen bakteriellen und viralen Infektionen helfen, sind wünschenswert.

3.4 Relevanz und Besonderheiten der mikrobiologischen Diagnostik

Die Isolierung des Erregers und seine Resistenztestung hat bei Infektionskrankheiten in jedem Lebensalter eine hohe Relevanz, insbesondere auch im Hinblick auf eine rationale Antibiotikatherapie, bei der nach Beginn einer empirischen Therapie möglichst zeitnah die Umstellung auf eine gezielte Therapie nach Antibiogramm erfolgen sollte (▶ Kap. 7.3.2).

Die Sensitivität und Spezifität von Bakterienkulturen sind im höheren Lebensalter nicht verändert (Beckett et al. 2015; Gavazzi und Krause 2002). Material für die kulturelle Erregeranzucht sollte möglichst vor Beginn einer Antibiotikatherapie gewonnen werden, bei bereits bestehender Antibiotikatherapie möglichst kurz vor der nächsten Antibiotikagabe. Bei schwerwiegenden akuten Infektionen, z. B. bei Verdacht auf (V. a.) Sepsis (▶ Kap. 13.2) oder Meningitis (▶ Kap. 14), darf hierdurch eine Antibiotikatherapie aber auf keinen Fall verzögert werden.

Die Kulturanlage aus Urin, Stuhl, Trachealsekret, Blut, Liquor oder auch aus Punktionsmaterial, intraoperativ gewonnenen Proben oder ZVK-Spitzen sollte bei typischen oder unspezifischen klinischen bzw. laborchemischen Zeichen für eine Infektion insbesondere bei älteren Menschen niedrigschwellig erfolgen. Eine routinemäßige mikrobiologische Untersuchung dieser Materialien im Sinne von Screeninguntersuchungen sollte ohne Vorliegen klinischer Symptome allerdings nicht erfolgen.

Die richtige Abnahme von Blutkulturen (▶ Infobox: Blutkulturen) und anderem Material zur Kulturanlage ist als erster Schritt einer guten Präanalytik essenziell. Die Gewinnung von verwertbarem Sputum bzw. Trachealsekret zur Erregersicherung bei V. a. Pneumonie ist bei älteren Menschen noch schwieriger als bei jüngeren Menschen (▶ Kap. 8.1). Auch die Gewinnung eines aussagekräftigen Urins (sauberer Mittelstrahlurin) ist insbesondere bei älteren Frauen und kongnitiv und funktionell eingeschränkten Personen erschwert, in diesen Fällen ist eine Einmalkatheterisierung sinnvoll (▶ Kap. 9.1).

Infobox: Blutkulturen

- Indikationen:
  - Fieber, bei älteren Menschen bereits bei Temperaturen < 38°C (▸ Kap. 3.1.1)
  - bei V. a. bakterielle Infektion, d. h. bei typischen oder unspezifischen klinischen und/oder laborchemischen Hinweisen auf eine bakterielle Infektion, auch ohne Vorliegen von erhöhter Körpertemperatur sinnvoll
- Abnahmezeitpunkt:
  - idealerweise vor Beginn einer Antibiotikatherapie oder 24–48 h nach Therapiepause
  - auch unter bestehender Antibiotikatherapie sinnvoll: Abnahme möglichst kurz vor der nächsten Antibiotikagabe
- Abnahmeort:
  - Blutentnahme aus peripherer Vene
  - bei V. a. Katheterinfektion/Portinfektion zusätzlich Entnahme aus dem Kathetersystem
- Abnahmemenge:
  - Sensitivität für Erregernachweis steigt mit Blutmenge und Anzahl der gewonnenen Blutkulturpaare
  - idealerweise 2(–3) Blutkulturpaare abnehmen
  - je (5)–10 ml Blut in aerobe und anaerobe Blutkulturflasche (Unterfüllung → schlechtere Sensitivität/ Überfüllung → falsch positive Befunde)

Die Kenntnis von normalen und nicht behandlungsbedürftigen Kulturbefunden ist für die weitere Therapie essenziell (z. B. Verunreinigungen, Besiedlung versus Infektion) (▸ Kap. 9.1, ▸ Kap. 11.3, ▸ Infobox: Asymptomatische Bakteriurie, ▸ Teil III).

Neben Kulturen haben auch Antigennachweise und PCR (Polymerasekettenreaktion)-basierte Methoden zum Erregernachweis einen Stellenwert bei einigen Infektionskrankheiten, z. B. bei der Urindiagnostik hinsichtlich Streptokokken- oder Legionellen-Antigen, bei der Stuhldiagnostik auf *C. difficile*-Antigen/Toxin (▸ Kap. 10.1) oder bei der PCR-Diagnostik hinsichtlich Influenza (▶ Kap. 6.3), CMV, VZV (▶ Kap. 6.5) oder SARS-CoV-2 (▶ Kap. 8.3).

3.5 Wertigkeit und Aussagekraft apparativer Diagnostik

Generell sollten bei älteren Personen bei unklaren Symptomen niedrigschwellig ergänzende apparative Untersuchungen durchgeführt werden. Ein Beispiel hierfür ist die Röntgenuntersuchung des Thorax bei V. a. Pneumonie. Diese ist allerdings bei älteren Patienten häufig schwieriger zu interpretieren und hat für Pneumonien einen schlechteren positiven prädiktiven Wert als bei jüngeren Patienten (Beckett et al. 2015; ▶ Abb. 3.1; ▶ Kap. 8.1).

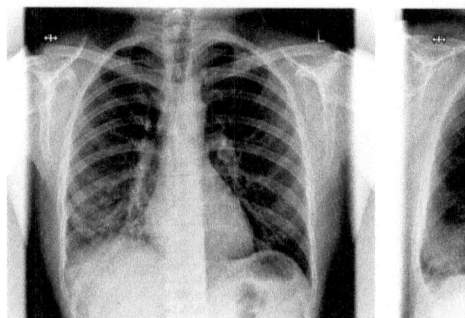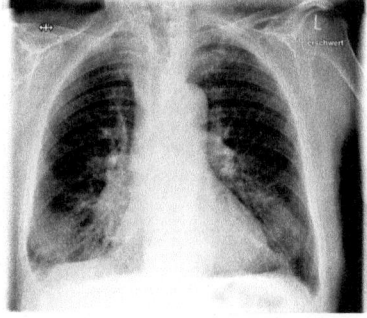

Abb. 3.1: Röntgenuntersuchungen des Thorax (p. a.) eines 39-jährigen Mannes (links) und eines 82-jährigen Mannes (rechts). Bei dem jüngeren Mann zeigt sich gut erkennbar eine Pleuropneumonie rechts basal mit Infitrat und Pleuraerguss. Bei dem älteren Mann müssen hiergegen basale Minderbelüftungen und ein mutmaßlich kardial bedingter Pleuraerguss abgegrenzt werden.

Auch intensivere Diagnostik zur Fokussuche inklusive CT und MRT, Sonografien, FDG-PET oder sogar invasive Maßnahmen wie Biopsien mit Kulturanlage können erforderlich sein (Esme et al. 2019; ▶ Teil III). Die MRT-Untersuchung der Wirbelsäule beispielsweise ist der Goldstandard bei V. a. Vorliegen einer Spondylodiszitis (▶ Kap. 12.1).

Merke

- Infektionskrankheiten im höheren Lebensalter präsentieren sich oft atypisch:
  - weniger spezifische Symptome
  - häufiger unspezifische Symptome (z. B. Delir, Stürze, Mobilitätseinschränkung)
- Tritt bei einem älteren Menschen ein ungeklärter Funktionsverlust auf (z. B. motorisch oder kognitiv), muss an eine Infektion gedacht werden.
- Fieber ist ein Warnsymptom bei älteren Menschen und erfordert dringende Diagnostik hinsichtlich einer Infektionskrankheit.
- Die klinische Diagnosestellung einer Infektionskrankheit im höheren Lebensalter wird durch die atypische Präsentation erschwert und häufig verzögert.
- Gründliche körperliche Untersuchung und Anamnese sowie frühe und niedrigschwellige laborchemische, mikrobiologische und gerätebasierte Diagnostik sind wesentlich.

II Prävention und Therapie von Infektionskrankheiten im höheren Lebensalter

Aufgrund der erhöhten Inzidenz und Sterblichkeit sowie der oft schwerwiegenden Folgen von Infektionskrankheiten bei älteren Menschen (▶ Kap. 2) sind Maßnahmen zur Prävention und Therapie von Infektionskrankheiten in dieser Altersgruppe wichtig, um gesundes Altern zu ermöglichen und die Lebensqualität zu verbessern (Doherty et al. 2019; Esposito et al. 2018).

Wesentliche Ansätze zur Verminderung der Vulnerabilität des älteren Menschen gegenüber Infektionskrankheiten ergeben sich aus der optimierten Behandlung von Erkrankungen und der Prävention, Erkennung und Therapie der geriatrischen Syndrome (▶ Kap. 1.4–1.6), insbesondere der Immoblität, der Malnutrition, der Sarkopenie und der Dysphagie (▶ Kap. 4). Ältere Menschen profitieren in besonderem Maße von Maßnahmen zum Schutz vor Erregern (▶ Kap. 5) und von Impfungen (▶ Kap. 6). Eine rationale und adäquate Antibiotikatherapie ist bei Patienten in höherem Lebensalter von besonderer Relevanz (▶ Kap. 7).

4 Steigerung der Infektionsresistenz des älteren Menschen

4.1 Körperliche Aktivität

4.1.1 Bewegung und Krafttraining

Körperliche Aktivität und Krafttraining sind wirksame Interventionen zur Prävention und Therapie von Sarkopenie (▶ Kap. 1.6.2), Frailty und auch der Immunoseneszenz (▶ Kap. 1.1).

Regelmäßige körperliche Aktivität vermindert Inflamm-Aging (Wong et al. 2019b; ▶ Kap. 1.1.3) und wirkt sich positiv auf die Infektionsresistenz des Menschen aus (Nilsson et al. 2019). Bereits geringe körperliche Aktivität reduziert das Risiko für bakterielle Infektionskrankheiten (Krüger et al. 2016; Pape et al. 2016). Alltagsaktivitäten, wie regelmäßige Spaziergänge, Treppen steigen und Einkäufe tragen, bieten hierfür eine gute Basis. Soziale Aktivitäten und körperliche Bewegung beeinflussen sich wechselseitig positiv.

Zusätzliches Krafttraining wirkt sich positiv auf die Muskulatur des älteren Menschen aus und ist auch bei hochaltrigen Menschen möglich und effektiv (Drey et al. 2018). Bei älteren Menschen mit Sarkopenie (▶ Kap. 1.6.2) wird daher ein therapeutisches Krafttraining empfohlen. Die Effekte eines regelmäßigen Krafttrainings auf die Muskulatur älterer Menschen sind größer als die Effekte von Ernährungsinterventionen oder pharmokologischen Therapien (z. B. mit Myostatinantagonisten).

Allerdings muss die Intensität von körperlicher Aktivität und Krafttraining insbesondere bei hochaltrigen und multimorbiden Patienten individuell an ihre Leistungsfähigkeit und ihre Komorbiditäten angepasst werden. Auch Patienten mit chronischen Erkrankungen profitieren von körperlichem Training, zu hohe Belastungen können sich allerdings immunsupprimierend auswirken.

Infobox: Empfehlung für körperliche Bewegung und Krafttraining beim älteren Menschen (WHO)

- Körperliche Bewegung mit mäßiger Belastung
  - mindestens 150 Minuten pro Woche
  (z. B. 5 x 30 Minuten pro Woche)
- Krafttraining für alle großen Muskelgruppen
  - an mindenstens zwei Tagen pro Woche
  - individuell definierte Anzahl von Wiederholungen der Übungen in Sätzen
  - individuell angepasste Progression des Widerstandes
- Zusätzliches Gleichgewichtstraining zur Sturzprophylaxe
  - an mindestens drei Tagen pro Woche

4.1.2 Frühmobilisierung bei Erkrankungen und Vermeidung von Immobilität

Durch eine Vermeidung der Immobilität nach akuten Erkrankungen, Operationen etc. wird der Entstehung anderer geriatrischer Syndrome und Komplikationen vorgebeugt (▶ Kap. 1.6.5). Die frühe Mobilisierung nach Sepsis verbessert das Outcome (Prescott und Angus 2018), die frühe Mobilisation nach Hüftoperation reduziert das Auftreten von Infektionen und anderen Komplikationen (Baer et al. 2019). Hierzu ist im stationären Setting neben regelmäßiger Physiotherapie auch die aktivierende therapeutische Pflege wesentlich.

Regelmäßige Physiotherapie ist auch für Patienten mit chronischen Erkrankungen im ambulanten Rahmen zum Erhalt der Mobilität sinnvoll.

4.2 Ernährung

4.2.1 Erkennen von Malnutrition und Malnutritionsrisiken

Aufgrund er hohen Prävalenz und der schwerwiegenden Folgen der Mangelernährung (▶ Kap. 1.6.1) sollte bei älteren Menschen ein regelmäßiges Maluntritionsscreening erfolgen. Einfach zu erhebende klinische Parameter wie Gewicht und Body-Mass-Index (BMI), eine sorgfältige Anamnese inklusive der Frage nach Gewichtsverlust und Appetit sowie die Beachtung akuter und chronischer Erkrankungen spielen dabei eine grundlegende Rolle. Phänotypische Kriterien für eine Mangelernährung bei älteren Menschen ≥ 70 Jahre sind ein BMI < 22 kg/m^2, ein ungewollter Gewichtsverlust von mehr als 5 % in den letzten sechs Monaten und/oder eine reduzierte Muskelmasse. Ätiologische Kriterien beinhalten eine verminderte Nahrungsaufnahme sowie die Erkrankungs-assoziierte Inflammation, die im Rahmen schwerer Infektionen besonders ausgeprägt ist (GLIM-Kriterien) (Cederholm et al. 2019).

Es existieren mehrere einfache (z. B. Nutritional rating scale, NRS) und umfangreichere Screening- und Assessment-Instrumente (z. B. Mini nutritional assessment, MNA), die zum Teil auch anthropometrische Parameter beinhalten. Ein Malnutritionsscreening sollte jährlich beim Hausarzt und zusätzlich bei jeder akuten Erkrankung und bei jedem Krankenhausaufenthalt erfolgen, im Rahmen akuter Infektionkrankheiten ist ein wöchentliches Malnutritionsscreening sinnvoll.

Zusätzlich können Biomarker im Labor auf eine Protein-und Kalorien-Mangelernährung hinweisen. Hierzu gehören das Vorliegen einer Lymphopenie (< 1.500/µl) sowie erniedrigter Serumkonzentrationen von Albumin, Gesamtprotein, Transferrin, Präalbumin/Transthyretin und des Retinol-bindenden Proteins. Nach Mangel an Vitaminen sollte gezielt gesucht gewerden, hierzu gehört u. a. die Bestimmung der Serumkonzentrationen von 25-OH-Vitamin D, Vitamin B12, Folsäure, Vitamin B1 und B6 und ggf. Homozystein, Cobalmin und Holotranscobalmin sowie Methylmalonsäure (Zhang et al. 2017).

4.2.2 Vermeidung und Behandlung einer Protein- und Kalorienmangelernährung

Eine ausgewogene proteinreiche Ernährung mit ausreichend Kalorien und Vitaminen stellt eine wirksame Prävention und Therapie der Malnutriton (▶ Kap. 1.6.1) und der assoziierten geriatrischen Syndrome dar und ist damit auch eine Infektionsprävention bzw. unterstützende Infektionsbehandlung. Allgemeine Maßnahmen wie Essen in Gemeinschaft, ansprechende Zubereitung und angepasste Konsistenz der Mahlzeiten, Vermeidung von Diätvorschriften, Unterstützung bei der Nahrungszubereitung und -aufnahme sowie Zwischenmahlzeiten gehören zur Prävention und Behandlung der Malnutrition.

Bei Pflegeheimbewohnern führen Ernährungsinterventionen, wie z. B. eine protein- und kalorienreiche Nahrungsergänzung durch hochkalorische Trinknahrung und/oder Proteinpulver, zur Verbesserung der Immunfunktionen (El Chakhtoura et al. 2017). Im Krankenhaus kann durch gezielte Behandlung der Malnutrition die Rate der nosokomialen Infektionen gesenkt werden (Li et al. 2019).

Ernährunginterventionen sind bei älteren Menschen insbesondere in Phasen eines erhöhten Energie- und Proteinverbrauchs im Rahmen von Infektionserkrankungen, anderen Akuterkrankungen und Operationen sinnvoll. In einigen Situationen kann eine ausreichende Kalorien- und Proteinzufuhr nur durch Sondenernährung oder parenterale Ernährung gewährleistet werden (Volkert et al. 2019).

> **Infobox: Empfehlung für die Proteinzufuhr bei älteren Menschen (Volkert et al. 2019)**
>
> - gesunde ältere Menschen: 1–1,2 g Protein/kg Körpergewicht/Tag
> - geriatrische Patienten: 1,2–1,5 g Protein/kg Körpergewicht/Tag
> - bei Niereninsuffizienz mit einer GFR < 30 ml/min ohne Dialyse: maximal 0,8 g Protein/kg Körpergewicht /Tag

4.2.3 Substitution von Vitaminen und Mikronährstoffen

Die Substitution von Vitaminen und Mikronährstoffen ist insbesondere bei Vorliegen von Defiziten und in Phasen eines erhöhten Verbrauchs, wie z. B. im Rahmen von Infektionskrankheiten, relevant (▶ Kap. 1.6.1). Die Supplementation von Vitamin C ist effektiv sowohl bei der Prävention als auch bei der Behandlung von respiratorischen und systemischen Infektionen. Ein hochnormaler Vitamin C-Plasmaspiegel sollte angestrebt werden. Empfohlen wird hierzu die tägliche Aufnahme von 100–200 mg Vitamin C. Während ablaufender Infektionen, insbesondere bei Patienten mit Sepsis, besteht ein deutlich höherer Vitamin C-Tagesbedarf (Carr und Maggini 2017). Eine Vitamin B1-Substitution wird bei Risikopatienten, insbesondere bei Patienten mit Alkoholerkrankung, empfohlen. Die Substitution von Vitamin C und Thiamin (Vitamin B1) in Verbindung mit Hydrocortison reduziert die Mortalität bei Patienten mit schwerer Pneumonie (▶ Kap. 8.1) (Kim et al. 2018), vielversprechende Studien zur Untersuchung der Wirkung dieser Substanzen bei Patienten mit Sepsis (▶ Kap. 13.2) werden durchgeführt.

Ein Vitamin D-Mangel im Rahmen schwerer Infektionen oder Sepsis (▶ Kap. 13.2) sollte ausgeglichen werden. Präventiv senkt die Supplementation von Vitamin D das Risiko für respiratorische Infektionen bei älteren Menschen (Martineau et al. 2017). Die tägliche Gabe von 800–1.000 IE (Internationalen Einheiten) Cholecalciferol (Vitamin D3) wird für alle älteren Personen auch ohne vorherige 25-OH-Vitamin D-Messung empfohlen, sofern keine Kontraindikationen (z. B. Hypercalcämie, primärer Hyperparathyreoidismus, Sarkoidose) vorliegen (Bode et al. 2020). Für viele geriatrische Patienten reicht diese Dosis wahrscheinlich nicht aus, um die angestrebten 25-OH-Vitamin D-Serumwerte von 31–60 ng/ml zu erreichen. Die Einnahme von 100 IE Vitamin D3 erhöht den 25-OH-Vitamin D-Serumspiegel längerfristig um etwa 1 ng/ml. Bei durch 25-OH-Vitamin D-Messung objektiviertem mäßigen (11–20 ng/ml) oder schweren Vitamin D-Mangel ($\leq$ 10 ngml) sollte daher vorübergehend eine höhere Dosis Vitamin D3 von 2.000–4.000 IE/d (auch als wöchentliche Gabe möglich) substituiert werden. Regelmäßige Calciumkontrollen werden unter Vitamin D-Substitution empfohlen.

4.2.4 Einsatz von Probiotika

Ziel des Einsatzes von Probiotika ist die positive Beeinflussung des intestinalen Mikrobioms (▶ Kap. 1.3). Probiotika sind lebende Mikroorganismen, u. a. Milchsäurebakterien, Bifidobakterien und Hefen, die natürlicherweise in milchsauren Produkten wie Naturjoghurt, Kefir oder Buttermilch enthalten sind. Speziell zubereitete probiotische Joghurts oder Getränke werden zusätzlich mit Probiotika angereichert. Als Arzneimittel sind definierte höhere Mengen von Probiotika, z. B. *Lactobacillus species*, *Bifidobacterium species*, *Saccharomyces boulardii* oder *cerevisiae*, in Form von Kapseln oder Tropfen erhältlich.

Die Wirkung von Probiotika hinsichtlich der Prävention der *C. difficile*-Enteritis wurde in zahlreichen Studien untersucht, allerdings sind diese aufgrund der Heterogenität der untersuchten Produkte bezüglich der Art und Dosis der enthaltenen Mikroorganismen nur schwer vergleichbar und zeigen inkonsistente Ergebnisse. Unter Behandlung mit *Saccharomyces boulardii/ cerevisiae* traten bei Patienten mit ZVK und bei schwerkranken oder immunsupprimierten Patienten sehr selten Fungämien mit zum Teil tödlichem Verlauf auf.

Bei Personen mit einem hohen *C. difficile*-Risiko von > 5 %, die eine Antibiotikatherapie erhielten, reduzierte der Einsatz von Probiotika das Auftreten einer *C. difficile*-Enteritis (Goldenberg et al. 2018). Bei älteren Menschen kann daher begleitend zu einer Antibiotikatherapie die Gabe von *Lactobacillus bzw. Bifidobacterium species* zur Prävention einer *C. difficile*-Enteritis empfohlen werden (▶ Kap. 10.1; ▶ Kap. 7.3.5; ▶ Infobox: *Clostridioides difficile*).

Mögliche positive Effekte von Probiotika zur Verstärkung der Impfantwort werden dikutiert (Bischoff 2016; ▶ Kap. 6.2.1).

4.3 Diagnostik und Behandlung der Dysphagie

Ein funktionierender Schluckvorgang ist für eine ausreichende Nährstoffzufuhr und zum Schutz der Atemwege essenziell. Die Erkennung von Therapie von Schluckstörungen ist daher ein wichtiger Aspekt der Pneumonieprävention (▶ Kap. 8.1). Aufgrund der hohen Prävalenz von oropharyngealen Dysphagien bei älteren Patienten (▶ Kap. 1.6.4) sollte regelmäßig ein Dysphagiescreening bzw. ein Assessment der Schluckfunktion erfolgen (Tagliaferri et al. 2019). Ein gängiges Screening-Instrument ist beispielsweise der EAT-10 (Eating Assement Tool-10) mit zehn Fragen zum Schlucken. Die Deutsche Gesellschaft für Geriatrie empfiehlt das DSTG (Dysphagie Screening Tool Geriatrie), das u. a. einen Wasserschlucktest beinhaltet.

Bei Vedacht auf eine Dysphagie sollte die genauere Beurteilung des Schluckaktes im Rahmen einer logopädischen Vorstellung oder besser noch durch eine fiberendoskopische Evaluation des Schluckens (FEES) erfolgen. Eine ergänzende Untersuchung mittels Ösophagusbreischluck kann sinnvoll sein (▶ Abb. 4.1).

Einige Schluckstörungen, z. B. bei Ösophagusstrikuren, können ursächlich behandelt werden. Medikamentös gut behandelbare Ursachen für eine Dysphagie, wie z. B. eine Soorösophagitis, dürfen nicht übersehen werden (Ebert et al. 2011). Eine Dysphagie im Rahmen eines Parkinson-Syndroms kann sich durch Optimierung der dopaminergen Medikation bessern. Bei den meisten Schluckstörungen stehen aber regelmäßige logopädische Behandlungen im Vordergrund.

Bei Vorliegen einer Dysphagie sollten Nahrungs- und Flüssigkeitskonsistenzen angepasst werden, z. B. durch angedickte Flüssigkeiten oder passierte Kost. Vermehrte Unterstützung bei der Nahrungsaufnahme sowie die Nahrungsaufnahme nur in ausreichend wachem Zustand und in aufrechter Sitzposition können helfen, Aspirationen zu reduzieren (▶ Kap. 8.1; ▶ Kap. 1.6.1). Auf den Einsatz von sogenannten Schnabelbechern sollte verzichtet werden. In einigen Fällen ist zur Vermeidung einer Malnutrition eine Sondenernährung oder eine parenterale Ernährung erforderlich (▶ Kap. 4.2.2), wobei hierbei die Indikationsstellung anhand der Leitlinien erfolgen sollte (Volkert et al. 2019). Bei Personen im Pflegeheim,

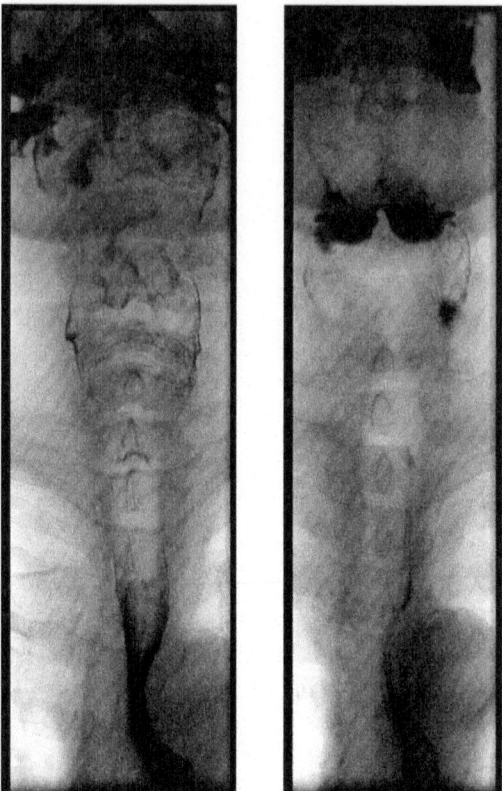

Abb. 4.1: Ösophagusbreischluck (Ösophagografie / Kontrastmittel-Röntgenaufnahme des Ösophagus) zur Diagnostik von Schluckstörungen (MVZ Radiologie am Bethanien Krankenhaus Frankfurt). Linkes Bild: Normalbefund. Rechtes Bild: pathologischer Befund mit Kontrastmittelretention in der Vallecula epiglottica beidseits.

von denen die meisten an einer Demenz erkrankt waren, verbesserte sich durch Anpassung der Nahrungskonsistenz der Ernährungsstatus, allerdings wurden Aspirationspneumonien nicht vollständig verhindert (Painter et al. 2017).

4.4 Optimierte Behandlung von Erkrankungen und Auswahl der Medikation

Die optimierte Behandlung von chronischen Erkrankungen (▶ Kap. 1.4), z. B. der COPD und des Diabetes mellitus, sowie die Prävention bzw. regelmäßige Kontrolle von Wunden und Ulcera haben einen hohen Stellenwert für die Vermeidung von Infektionen.

Langfristig vermindert eine gute Blutzuckereinstellung Durchblutungsstörungen und sensorische Störungen und damit auch das Auftreten von Fußulcerationen und Wundinfektionen. Bei Diabetikern sollten deutliche Hyperglykämien vermieden werden (Ziel-Blutzuckerwerte < 200 mg/dl), zur Optimierung der Wundheilung sollten Blutzuckerwerte < 160 mg/dl das Ziel sein (▶ Kap. 11). Allerdings sollte die Diabeteseinstellung aufgrund der erhöhten Gefahr von Hypoglykämien bei älteren Patienten nicht zu streng sein und den funktionellen Status berücksichtigen, ein HbA1c-Wert < 6,5 % ist auch für funktionell unabhängige ältere Menschen mit wenig Begleiterkrankungen nicht anzustreben (Bahrmann und Warnecke, in Vorbereitung).

Die Therapie einer vorhandenen Durchblutungsstörung ist ein wichtiger Aspekt bei der Prävention und Therapie von Haut- und Weichgewebeinfektionen (▶ Kap. 11), u. a. soll hiedurch eine Verbesserung der Oxygenierung und der Konzentration von Immunzellen vor Ort erreicht werden.

Delire (▶ Kap. 2.3; ▶ Kap. 3.1.2; ▶ Infobox: Delir) werden nicht nur häufig durch Infektionen verusacht, sie gehen auch mit einem erhöhten Risiko für Infektionen einher. Maßnahmen zur Delirprävention und Delirbehandlung sind somit auch Maßnahmen der Infektionsprävention (Horneber 2019).

Der restriktive Einsatz von Medikamenten, deren Gebrauch mit einem vermehrten Auftreten von Infektionen assoziiert ist, leistet einen Beitrag zur Infektionsprävention (▶ Kap. 1.5).

Generell sind alle Maßnahmen zur Prävention und Behandlung geriatrischer Syndrome (▶ Kap. 1.6) und zur Vermeidung von Akuterkrankungen, chronischen Erkrankungen (▶ Kap. 1.4) und Hospitalisierungen (▶ Kap. 1.7.1) älterer Menschen auch Maßnahmen zur Prävention von Infektionskrankheiten.

4.5 Experimentelle Strategien zur Steigerung der Infektionsresistenz

Die Verbesserung von Immunfunktionen älterer Menschen ist Gegenstand intensiver Forschung. Ein wesentliches Ziel dabei ist es, die Funktionen gealterter Immunzellen den Funktionen junger Immunzellen anzugleichen und so die Vulnerabilität älterer Individuen gegenüber Infektionen zu vermindern. Einige Strategien waren *in vitro* bzw. im Tiermodell erfolgversprechend (z. B. MAPK-Inhibitoren, mTOR-Inhibitoren, Palmitoylethanolamid (PEA) und Activin A), stehen aber als präventive oder therapeutische Interventionen beim Menschen noch nicht zur Verfügung (▶ Infobox: Experimentelle Ansätze zur Verbesserung der Infektionsresistenz des ZNS) (Heide et al. 2018; Aiello et al. 2019; Fülöp et al. 2017).

> **Merke**
>
> - Die Prävention, Erkennung und Behandlung geriatrischer Syndrome ist auch gleichzeitig Infektionsprävention.
> - Geriatrisches Assessment und Malnutritionsscreening sollten regelmäßig erfolgen.
> - Ernährungsinterventionen und regelmäßige körperliche Aktivität können die Infektionsresistenz älterer Menschen positiv beeinflussen.
> - Dysphagiescreening und -therapie haben eine hohe Relevanz bei der Prävention von Aspirationspneumonien.

5 Schutz des älteren Menschen vor Pathogenen

5.1 Prävention nosokomialer Infektionen

Ältere Menschen kommen im häuslichen Wohnumfeld seltener mit Infektionserregern (insbesondere MRE) in Kontakt als in Pflegeheimen und vor allem in Krankenhäusern (▶ Kap. 1.7.1). Aus infektionsepidemiologischer Sicht sollten Krankenhausbehandlungen bei älteren Patienten daher möglich selten und möglichst kurz erfolgen.

Basismaßnahmen zur Infektionsprävention in Krankenhäusern sollten in allen Krankenhäusern und Pflegeheimen eingehalten werden. Hervorzuheben ist hier die Relevanz einer sorgfältigen Händehygiene.

Wesentliche invasive diagnostische und therapeutische Maßnahmen, die mit einem erhöhten Risiko für nosokomiale Infektionen einhergehen, sind in Kapitel 1.7.2 (▶ Kap. 1.7.2) aufgeführt. Die Vermeidung dieser Maßnahmen bzw. die sorgfältige Indikationsstellung und regelmäßige kritische Überprüfung der Indikation sind die wichtigsten präventiven Maßnahmen. So sollten Blasenkatheter (▶ Kap. 9.2), zentrale oder periphere Venenverweilkatheter (▶ Kap. 13.1) nur bei vorhandener Indikation gelegt und für möglichst kurze Zeit belassen werden. Bei der Anlage und im Umgang mit Kathetern müssen die Hygienerichtlinien befolgt werden.

Die Surveillance nosokomialer Infektionen im Krankenhaus, z. B. durch Teilnahme an Krankenhaus-Infektions-Surveillance-System-Modulen (KISS-Modulen), führt zur signifikanten Reduktion der beobachteten Infektionen. Dies konnte für postoperative Wundinfektionen (▶ Kap. 11.4), primäre Blutstrominfektionen (BSI; ▶ Kap. 13.1), beatmungsassoziierte Pneumonien (▶ Kap. 8.1), katheterassoziierte Harnwegsinfektionen (▶ Kap. 9.2) und *C. difficile*-Infektionen (▶ Kap. 10.1) gezeigt werden. Die KRINKO (Kommission für Krankenhaushygiene und Infektionsprävention am Robert Koch-Institut) veröffentlicht regelmäßig Daten und Empfehlungen zur Surveillance nosokomialer Infektionen (RKI 2020a).

5.2 Prävention und Management von Ausbruchsgeschehen

Etwa 5 % der nosokomialen Infektionen (▶ Kap. 5.1) treten im Rahmen von Ausbrüchen auf. Für etwa 90 % dieser Ausbrüche sind Viren verantwortlich, darunter häufig Noroviren (▶ Kap. 10.2; RKI 2019b), aber auch Influenzaviren (▶ Kap. 6.3) und seit 2020 SARS-CoV-2 (▶ Kap. 8.3).

Die KRINKO gibt Empfehlung zum Ausbruchsmanagement und zum strukturierten Vorgehen bei gehäuftem Auftreten nosokomialer Infektionen in Krankenhäusern und Pflegeheimen (RKI 2002). Wichtige Interventionsmaßnahmen bei Ausbruchsgeschehen sind Schulungen des Personals zur betreffenden Infektion und zu den Regeln der Händedesinfektion, gezielte Desinfektionsmaßnahmen, Isolierung betroffener Patienten und ggf. vorübergehende Schließung von Stationen in Abstimmung mit dem Gesundheitsamt.

Isolations- und Hygienemaßnahmen werden insbesondere von kognitiv eingeschränkten Patienten oft nicht verlässlich eingehalten (▶ Kap. 1.6.3). Dies stellt eine große Herausforderung für das Personal in geriatrischen Kliniken und Pflegeeinrichtungen dar. Zudem ergibt sich das Problem, dass wichtige Therapien und Gemeinschaftsaktivitäten bei Isolationsmaßnahmen nicht durchgeführt werden können, was sich negativ auf die Funktionalität älterer Menschen auswirkt (▶ Infobox: Gefahren von Isolationsmaßnahmen bei älteren Menschen, ▶ Kap. 8.3).

Ältere Menschen sollten generell bei Ausbruchsgeschehen durch respiratorische Erreger, wie z. B. Influenza (▶ Kap. 6.3), RSV oder auch SARS-CoV-2 (▶ Kap. 8.3), aufgrund ihres erhöhten Risikos für schwere und tödliche Verläufe explizit auf die Empfehlungen der Gesundheitsbehörden und des RKI hingewiesen werden. Allgemeine Hygienemaßnahmen zum

Schutz vor Infektionen im Rahmen von Ausbrüchen sind u. a. Vermeidung von Kontakten zu infizierten Personen, die Meidung größerer Menschenansammlungen, das Einhalten eines Mindestabstands zu anderen Personen, das Einhalten einer Husten- und Niesetikette und die regelmäßige Durchführung einer sorgfältigen Händehygiene. Zur Prävention von Infektionen bestimmter Erreger, wie z. B. SARS-CoV-2, wird zudem das Tragen eines Mund-Nasen-Schutzes empfohlen.

5.3 Rationaler Umgang mit multiresistenten Erregern

Maßnahmenbündel und Programme im Umgang mit multiresistenten Erregern (MRE) sind eine Reaktion auf die weltweite Zunahme von MRE (▶ Kap. 1.7.1). Ein erfolgreicher Umgang mit MRE ist nur durch ein regional abgestimmtes Handeln innerhalb der medizinischen Einrichtungen (Krankenhäusern, Rehabilitationseinrichtungen, Pflegeheime, Arztpraxen, Pflegedienste etc.) möglich. Deutschlandweit haben sich verschiedene regionale MRE-Netzwerke gebildet. Ziel dieser Netzwerke ist es, durch Screening, Schulung, Surveillance und gegenseitige Information über das Vorhandensein von MRE (z. B. durch Nutzung eines MRE-Bogens) die Ausbreitung dieser Erreger zu vermeiden und Infektionen zu verhindern. Wegen der hohen Prävalenz von MRE in geriatrischen Kliniken und Pflegeheimen sollte hier die Schwelle zum MRE-Screening niedrig angesetzt werden.

Die KRINKO gibt regelmäßig aktualisierte detaillierte Empfehlungen zum Umgang mit den verschiedenen MRE, die auf den Internetseiten des RKI abrufbar sind. Sie beinhalten u. a. Isolationsmaßnahmen und Tragen von Schutzausrüstung. Für Patienten, die mit einem Methicillin-resistenten *Staphylococcus aureus* (MRSA) besiedelt sind, werden im Krankenhaus zusätzlich zur Basishygiene Barrieremaßnahmen empfohlen, die die Unterbringung des Patienten in einem Einzelzimmer und das Tragen von

Schutzkleidung durch das Personal bei Patientenkontakt (Einmalhandschuhe, erregerdichter Schutzkittel, Mund-Nasen-Schutz) beinhalten. MRSA-Dekolonisationsmaßnahmen umfassen die Dekolonisation von Nase, Rachen und Haut durch Salben, Spülungen und Waschungen sowie die Dekontamination der Umgebung. Die Empfehlungen für Träger von Multiresistenten gramnegativen Erreger (MRGN) unterscheiden sich, je nachdem ob es sich um 3-MRGN oder 4-MRGN handelt: Patienten mit 4-MRGN sollten in allen Krankenhausbereichen im Einzelzimmer untergebracht werden, bei Kontakt sollten Einmalhandschuhe und Schutzkittel getragen werden. Bei Patienten mit 3-MRGN sind diese Maßnahmen in der Regel nur in Risikobereichen (z. B. Intensivstationen, Stationen mit schwer immunsupprimierten Patienten) erforderlich. Auch Patienten mit Vancomycin-resistenten Enterococcus species (VRE) sollten in Risikobereichen im Einzelzimmer untergebracht werden, bei Kontakt sollten Einmalhandschuhe und Schutzkittel getragen werden. In anderen Bereichen wird der Umgang mit VRE-besiedelten Patienten unterschiedlich gehandhabt.

Für die Wirksamkeit von Isolationsmaßnahmen allein (als einzige Maßnahme) hinsichtlich der Ausbreitung von MRE gibt es derzeit keine eindeutige Evidenz (Cohen et al. 2015). Schwierigkeiten bei der Bewertung der Effektivität von Isolationsmaßnahmen bereiten die zum Teil mangelnde Compliance bei der Umsetzung, sowohl vonseiten des Patienten (insbesondere bei bestehenden kognitiven Einschränkungen, ▶ Kap. 1.6.3) als auch vonseiten des Personals (insbesondere bei Personalmangel und unzureichender Schulung). Bei älteren Menschen müssen auch negative Auswirkungen und Gefahren von Isolationsmaßnahmen bedacht werden (▶ Infobox: Gefahren von Isolationsmaßnahmen bei älteren Menschen).

Infobox: Gefahren von Isolationsmaßnahmen bei älteren Menschen

Isolationsmaßnahmen in der Klinik sind mit Gefahren für den Patienten verbunden. Sie führen zu vermindertem Kontakt von Pflegenden und Ärzten zum Patienten, zu veränderten pflegerischen Abläufen, zu Verzögerungen von diagnostischen und therapeutischen Maßnahmen und einer Zunahme von nicht-infektionsbedingten schwerwiegenden

Ereignissen (Abad et al. 2010). Sie sind assoziiert mit einer deutlich erhöhten Prävalenz von Angstsymptomen und Depression (Granzotto et al. 2020). Zudem werden isolierte Patienten häufig von Gemeinschaftsaktivitäten und Therapien ausgeschlossen, was sich in vielen Fällen negativ auf ihre Genesung und ihre Funktionalität auswirkt. Insbesondere bei kognitiv eingeschränkten Patienten, die die Gründe für Isolationsmaßnahmen nicht verstehen, können negative Folgen auftreten.

Isolationsmaßnahmen erfordern daher eine sorgfältige Indikationsstellung: Die potenzielle Schädigung des einzelnen Patienten (z. B. MRE-Träger) und der Nutzen für andere Personen müssen gegeneinander abgewogen werden.

Besondere ethische Probleme ergeben sich hinsichtlich des Umgangs mit MRE und mit Isolationsmaßnahmen bei Patienten am Lebensende. Hier besteht ein Dilemma zwischen Hygienerichtlinien, dem Schutz Dritter, der Lebensqualität des Einzelnen und auch den Wünschen der Angehörigen und Vertrauten (Heckel et al. 2020).

Intensive Kontaktbeschränkungen, wie z. B. während der SARS-CoV-2-Pandemie (▶ Kap. 8.3), stellen für ältere Menschen und ihre Angehörigen eine große Herausforderung dar. Sie können Schlafstörungen, Angstsymtome und Depressivität zur Folge haben (Rohr et al. 2020) und die Funktionen des Immunsystems zur Abwehr und Bewältigung von Infektionen negativ beeinflussen (Mattos dos Santos 2020). Auch Auswirkungen auf die Kognition und Funktionalität der älteren Menschen dürfen nicht außer Acht gelassen werden. Hinsichtlich der Dauer und Intensität von Kontaktbeschränkungen und Isolationsmaßnahmen sollte daher eine sorgfältige Nutzen-Risiko-Abwägung erfolgen.

Der rationale Einsatz von Antibiotika ist eine wichtige Maßnahme zur Reduktion von Resistenzentwicklungen. Die Antibiotic Stewardship (ABS)-Implementierung in Pflegeheimen und auf geriatrischen Stationen ist sinnvoll und wirksam, sie führt u. a. zu einer Reduktion von MRE (Katz et al. 2017; ▶ Kap. 7.1 und ▶ Kap. 7.3.5).

Merke

- Ältere Menschen sind in besonderem Maße durch nosokomiale Infektionen, Ausbruchsgeschehen und MRE gefährdet und profitieren daher auch besonders von der Infektionssurveillance und von Maßnahmen zum Schutz vor Pathogenen.
- Isolationsmaßnahmen und Kontaktbeschränkungen können bei älteren Menschen schwerwiegende Auswirkungen auf die Psyche und die Funktionalität haben.
- Bezüglich der Indikation und des Ausmaßes von Isolationsmaßnahmen und Kontakbeschränkungen muss immer eine sorgfältige Nutzen-Risiko-Abwägung erfolgen.

6 Impfungen im höheren Lebensalter

6.1 Relevanz von Impfungen und Empfehlungen für ältere Menschen

Impfungen sind wirksame medizinische Interventionen zur Prävention von Infektionskrankheiten. Eine Impfung kann nicht nur eine bestimmte Infektionskrankheit verhindern, sondern vermindert auch assoziierte Folgeerkrankungen und damit die Krankheitslast (Doherty et al. 2019; Esposito et al. 2018; Del Giudice et al. 2017). Die Notwendigkeit lebenslanger Impfprogramme und die Relevanz von Impfungen für ältere Menschen wird häufig unterschätzt. Dies spiegelt sich in niedrigen Impfraten bei älteren Menschen wider. Ein wesentlicher Aspekt für den optimalen Schutz älterer Menschen vor Infektionserkrankungen und deren Folgen ist die Durchführung empfohlener Impfungen und deren gute Dokumentation (Burke und Rowe 2018; Doherty et al. 2019).

In Deutschland werden Impfempfehlungen durch die am RKI angesiedelte Ständige Impfkommission (STIKO) nach Abwägung von Effektivität, Effizienz, Kosten und Risiken für das geimpfte Individuum und die gesamte Bevölkerung erarbeitet. Sie werden jährlich aktualisiert und können auf den Internetseiten des RKI abgerufen werden. Die zum Zeitpunkt der Bucherstellung von der STIKO für ältere Menschen empfohlenen Impfungen (RKI 2020b) sind in Tabelle 6.1 aufgeführt. Insbesondere bei kognitiv eingeschränkten Patienten sollte auf die Durchführung der empfohlenen Impfungen geachtet werden (▶ Infobox: Impfung bei Patienten mit kognitiven Einschränkungen).

II Prävention und Therapie von Infektionskrankheiten im höheren Lebensalter

Tab. 6.1: Impfempfehlungen der STIKO für Personen ≥ 60 Jahre (adaptierter Auszug aus dem Impfkalender 2020/21, RKI 2020b)

Impfung	Zeipunkt, Impfstoff, Intervall
Influenza	Jährliche Impfung im Herbst mit einem inaktivierten quadrivalenten Impfstoff mit aktueller von der WHO empfohlener Antigenkombination.
Pneumokokken	Impfung mit dem 23-valenten Polysaccharid-Impfstoff (PPSV23), ggf. Wiederholungsimpfungen mit PPSV23 im Abstand von mindestens sechs Jahren nach individueller Indikationsstellung. Besondere Risikogruppen: Sequenzielle Impfung mit dem 13-valenten Konjugat-Impfstoff (PCV13), gefolgt von PPSV23 nach 6–12 Monaten
Herpes zoster	Zweimalige Impfung mit adjuvantiertem Herpes zoster-Totimpfstoff im Abstand von mindestens zwei bis höchstens sechs Monaten
Tetanus/ Diphtherie	Grundimmunisierung, falls nicht vorhanden Wiederholungsimpfung in zehnjährigem Intervall als Tetanus/Diphtherie (Td)- oder Tetanus/Diphtherie/Pertussis (Tdap)-Kombinationsimpfung, bei entsprechender Indikation als Tetanus/Diphtherie/Pertussis/Poliomyelitis (Tdap-IPV)-Kombinationsimpfung
Pertussis	Impfung mindestens einmalig mit Tdap-Kombinationsimpfstoff bei nächster fälliger Td-Impfung (bei entsprechender Indikation Tdap-IPV-Kombinationsimpfstoff).

> **Infobox: Impfung bei Personen mit kognitiven Einschränkungen**
>
> Personen mit Demenz bzw. kognitiven Einschränkungen stellen eine besonders vulnerable Gruppe dar. Infektionskrankheiten haben bei diesen Personen häufig schwerwiegende Auswirkungen auf die kognitive Leistungsfähigkeit, die Funktionalität und Selbständigkeit (▶ Kap. 2.3; ▶ Kap. 2.4). Maßnahmen zum Eigen- und Fremdschutz vor Pathogenen

können von kognitiv eingeschränkten Personen oft nur unzureichend eingehalten werden (▶ Kap. 5). Diese Personengruppe profitiert daher im besonderen Maße von der Infektionsprävention durch Impfungen. Demenzkranke ältere Personen werden allerdings seltener gegen Influenza und Pneumokkoken geimpft als nicht an Demenz erkrankte ältere Personen (Ridda et al. 2014). Bei den zu Hause lebenden Demenzkranken ist die Impfrate dabei niedriger als bei Demenzkranken in Pflegeheimen (Shah et al. 2012).

Eine mögliche Hürde für die Impfung kognitiv eingeschränkter Personen stellt die erforderliche Aufklärung und Einwilligung dar. Das RKI gibt Hinweise zur Durchführung der Aufklärung (RKI 2020b). Bei Vorliegen schwerer kognitiver Einschränkungen sollte idealerweise ein bevollmächtigter Vertreter bzw. der gesetzliche Betreuer die Einwilligung zur Durchführung der Impfung geben.

Auf die speziell für ≥ 60-Jährige empfohlenen Impfungen und die dazugehörigen impfpräventablen Infektionserkankungen wird in Kapitel 6.3–6.5 (▶ Kap. 6.3, ▶ Kap. 6.4, ▶ Kap. 6.5) genauer eingegangen.

6.2 Strategien zur Verbesserung des Impfschutzes älterer Menschen

6.2.1 Optimierung der Impfantwort im höheren Lebensalter

Die Intensität und die Qualität der Impfantwort werden durch die Immunoseneszenz (▶ Kap. 1.1) negativ beeinflusst. Dabei sind alle Stadien der Impfantwort betroffen, von der Aktivierung durch das innate Immunsystem bis zur Induktion der Produktion protektiver Antikörper und Gedächtniszellen durch Zellen des adaptiven Immunsystems (Crooke et al. 2019).

Die Induktion von Immunantworten verläuft bei älteren Menschen langsamer als bei jüngeren Menschen. Antikörpertiter sind nach Impfungen bei älteren Menschen niedriger als bei jüngeren Menschen, zudem sinken sie schneller ab. Im höheren Lebensalter kommt es zum Verlust naiver T- und B-Zellen, was die Erstantwort des Immunsystems auf neue Antigene einschränkt. Die Impfantwort ist daher bei Erstimpfung deutlicher eingeschränkt als bei Wiederholungsimpfungen (Weinberger 2018). Diese Besonderheiten sollten bei der Wahl des Impfstoffes, des Impfzeitpunkts und des Intervalls für Auffrischimpfungen berücksichtigt werden (▶ Kap. 6.7.2, ▶ Tab. 6.2).

Die meisten derzeit verwendeten Impfstoffe sind bei älteren Menschen weniger immunogen und effektiv als bei jüngeren Menschen. Neue möglicherweise auch bei älteren Menschen potentere Impfstoffe befinden sich in Entwicklung. Strategien zur Verbesserung der Immunogenität von Impfstoffen beinhalten unter anderem die Verwendung höherer Antigendosen und die Adjuvantierung, z. B. durch zusätzliche Triggerung von Toll-like Rezeptoren (TLR) (Aiello et al. 2019).

Die kluge Wahl des Impfzeitpunkts kann zur Verbesserung des Impfschutzes beitragen. Impfungen gegen Influenza sollten beispielsweise einerseits nicht zu früh erfolgen, damit ausreichende Antikörpertiter über die gesamte Influenzasaison vorliegen, andererseits sollten sie früh genug erfolgen, damit zu Saisonbeginn bereits ein ausreichender Impfschutz vorliegt (▶ Kap. 6.3). Wiederholungsimpfungen in verkürzten Intervallen und sequenzielle Impfungen sind andere Strategien, der eingeschränkten Impfantwort bei älteren Menschen entgegenzuwirken (▶ Tab. 6.2).

Tab. 6.2: Besonderheiten der Impfantwort bei älteren Menschen und mögliche Gegenstrategien

Besonderheit bei älteren Menschen	Auswirkung	Gegenstrategien
Geringere spezifische Antikörpertiter, insbesondere nach Erstimpfung	Fehlender Impfschutz bei einem Teil der geimpften älteren Personen	Impfstoffe mit höherer Antigenkonzentration, Adjunvantierte Impfstoffe

Tab. 6.2: Besonderheiten der Impfantwort bei älteren Menschen und mögliche Gegenstrategien – Fortsetzung

Besonderheit bei älteren Menschen	Auswirkung	Gegenstrategien
Langsamere Induktion der Impfantwort	Verzögertes Erreichen des Impfschutzes	Rechtzeitiges Impfen (insbesondere bei Influenza- und Reiseimpfungen)
Schnelleres Absinken der spezifischen Antikörpertiter	Schnellerer Verlust des Impfschutzes	Verkürzte Intervalle für Auffrischimpfungen

Ein schlechter funktioneller Status und geringe körperliche Aktivität sind mit einer eingeschränkten Impfantwort assoziiert. Maßnahmen zur Verbesserung der Funktionalität und Mobilität (▶ Kap. 4.1) und des Ernährungsstatus (▶ Kap. 4.2) und damit zur Verbesserung der Immunfunktionen beim älteren Menschen wirken sich auch positiv auf die Impfantwort aus. Körperliche Aktivität hat beispielsweise einen positiven Einfluss auf die Effektivität von Influenza-Impfungen, insbesondere bei älteren Frauen (▶ Kap. 6.3.2; Bauer et al. 2017; Wong et al. 2019b).

Die Substitution von Vitamin D bei bestehendem Mangel hatte keinen Einfluss auf die Antikörpertiter nach Influenza-Impfung (Goncalves-Mendes et al. 2019). Mögliche positive Effekte von Probiotika zur Verstärkung der Impfantwort werden dikutiert (Bischoff 2016). Weitere Studien sind jedoch erforderlich, um hieraus klare Empfehlungen abzuleiten (Aiello et al. 2019) (▶ Kap. 4.2.4).

Die Indikation für Medikamente, die die Impfantwort negativ beeinflussen (▶ Kap. 1.5, ▶ Tab. 1.4), z. B. Metformin, NSAR oder Statine, sollte kritisch überprüft werden (Agarwal et al. 2018).

6.2.2 Entwicklung von Impfstoffen gegen weitere Erkrankungen und Steigerung der Impfraten

Aufgrund ihrer erhöhten Vulnerabilität gegenüber Infektionserkrankungen profitieren ältere Menschen in besonderem Maße von der Entwicklung neuer Impfstoffe gegen Erkrankungen, die zu Ausbrüchen, Epidemien/ Pandemien, nosokomialen Infektionen oder auch zu schweren Einzelerkrankungen führen können. Nützlich für Menschen in höherem Lebensalter wären insbeondere Impfstoffe gegen Resipiratory Syncytical Virus (RSV), Norovirus (▶ Kap. 10.2), *C. difficile* (▶ Kap. 10.1), *Klebsiella pneumoniae*, *E. coli* und Candida. Einige dieser Impfstoffe befinden sich in Entwicklung (Noor und Krilov 2018).

Zudem könnten durch das konsequente Umsetzen der Empfehlungen für bereits verfügbare Impfungen (▶ Tab. 6.1) viele Hospitalisierungen und Todesfälle sowie die Verschlechterung der Funktionalität bei vielen älteren Menschen vermieden werden. Obwohl es klare Evidenz für die Sicherheit und Wirksamkeit der verschiedenen Impfungen gibt, sind die Impfraten bei älteren Menschen niedrig. Impfkampagnen in der Bevölkerung, Fortbildungen von Ärzten zum Thema Impfen, finanzielle Anreize zur Durchführung von Impfungen und automatische Erinnerungsnachrichten für Impfungen sind Beispiele für Strategien zur Erhöhung der Impfraten in Deutschland (Sanftenberg et al. 2019). Jede Impfung zählt!

Die STIKO empfiehlt, insbesondere auch im Rahmen der COVID-19-Pandemie (▶ Kap. 8.3) auf die Durchführung aller empfohlenen Impfungen zu achten.

6.3 Influenza-Impfung

> **Infobox: Influenza**
> **(RKI 2018a)**
>
> *Erreger:* Erreger der Grippe (Influenza) sind Orthomyxoviren. In der menschlichen Bevölkerung zirkulieren seit Jahrzehnten in jährlich unterschiedlichem Ausmaß die Influenza A-Subtypen H3N2 und H1N1 sowie Influenza B-Viren der Victoria- und der Yamagata-Linie. Bei Auftreten stark veränderter oder neuer Influenza-Subtypen kann es zu

Pandemien kommen, da in der Bevölkerung keine oder nur eine beschränkte Immunität besteht.

Klinische Symptomatik und Krankheitsverlauf: Die typische klinische Symptomatik bei Influenzainfektion ist durch plötzlichen Erkrankungsbeginn, Fieber, Husten, Halsschmerzen, Muskel- und/oder Kopfschmerzen gekennzeichnet. Weitere Symptome können allgemeine Schwäche, Schweißausbrüche, Rhinorrhoe, selten auch Übelkeit/Erbrechen und Diarrhoe sein. Fieberhafte, leichtere und asymptomatische Verläufe zu jeweils etwa einem Drittel auf. Ältere Menschen zeigen häufiger eine atypische Symptomatik. Fieber tritt nur bei etwa 70 % der $\geq$ 65-jährigen Patienten mit einer Influenzainfektion auf. Auch Schüttelfrost, Kopfschmerzen, Hals- und Muskelschmerzen sind seltener bei älteren Personen, Husten, Luftnot und verminderte Nahrungs- und Flüssigkeitsaufnahme dagegen etwas häufiger (Wong et al. 2020).

Die Krankheitsdauer liegt in der Regel bei 5–7 Tagen, kann jedoch insbesondere bei älteren und multimorbiden Patienten deutlich länger sein. Alter ist ein unabhängiger Risikofaktor für einen schweren Krankheitsverlauf. Zudem sind chronische Erkrankungen, insbesondere Herzerkrankungen, Lungenerkrankungen, Stoffwechselerkrankungen (z. B. Diabetes mellitus) und neurologische Erkrankungen, mit einem schwereren Krankheitsverlauf assoziiert.

Komplikationen betreffen am häufigsten die Lunge, wie die primäre Influenzapneumonie durch das Virus selbst, bakterielle Pneumonien nach Superinfektion oder Exazerbationen chronischer Lungenerkrankungen. Auch andere Organe können beteiligt sein, z. B. in Form einer Myositis, Enzephalitis oder Myokarditis.

Infektionsweg, Inkubationszeit und Ausscheidungsdauer: Die Übertragung erfolgt in der Regel direkt über Tröpfcheninfektion, ist aber auch indirekt über kontaminierte Oberflächen und Hände auf Schleimhäute des Nasen-Rachenraums möglich. Die Inkubationszeit beträgt 1–4 Tage. Die Ausscheidungsdauer beträgt 3–7 Tage, bei Immunsupprimierten, schwer Erkrankten und auch bei älteren Menschen kann sie länger sein.

Diagnostik: Eine schnelle Erregeridentifizierung ist insbesondere bei Ausbruchsgeschehen sinnvoll, insbesondere auch zur differentialdiagnostischen Abgrenzung von anderen respiratorischen Infektionserkrankungen. Goldstandard hinsichtlich Sensitivität und Spezifität ist die PCR, als Probenmaterial wird ein tiefer Nasenabstrich genutzt. Für die Labordiagnostik stehen zudem der Antigennachweis mittels ELISA bzw. Schnelltest sowie die Viruskultur und der serologische Nachweis von Antikörpern zur Verfügung.

Therapie: Die Behandlung der Influenza bei Personen, die nicht zu den Risikogruppen gehören, und bei unkompliziertem Verlauf kann überwiegend symptomatisch erfolgen. Bei Zeichen einer bakteriellen Superinfektion ist eine Antibiotikatherapie indiziert. Bei Verdacht auf bzw. erhöhtem Risiko für einen schweren Verlauf einer Influenzainfektion, z. B. bei älteren oder vorerkrankten Personen, sollte möglichst früh eine spezifische antivirale Therapie begonnen werden. Durch Anwendung der Neuraminidasehemmer Oseltamivir und Zanamivir, die die Aktivität der viralen Neuraminidase und damit die Freisetzung neugebildeter Viren blockieren, kann die Prognose verbessert werden.

Prävention der Verbreitung: Die wichtigste präventive Maßnahme gegen die Verbreitung der Influenza ist die Impfung. Allgemeine Hygienestandardmaßnahmen im privaten Umfeld sowie besondere Maßnahmen in Kliniken und Pflegeheimen, wie z. B. Isolation des Patienten und Tragen von Schutzausrüstung inklusive Atemschutz, sind wesentlich, um die Verbreitung zu vermindern (▶ Kap. 5). Die präventive Verabreichung antiviraler Arzneimittel hat eine besondere Relevanz für ältere und multimorbide Personen, vor allem im Rahmen von Ausbruchsgeschehen in Pflegeheimen und Krankenhäusern.

Zur Influenza-Impfung bei älteren Menschen existieren im Vergleich zu anderen Impfungen umfangreichere wissenschaftliche Daten. Daher wird die Influenza-Impfung an dieser Stelle exemplarisch ausführlicher behandelt und das Kapitel hat Unterpunkte zur besseren Übersicht.

6.3.1 Relevanz der Influenza-Impfung

Die hohe Relevanz der Influenza-Impfung für ältere Personen ergibt sich aus der Epidemiologie und den für ältere Menschen häufig schwerwiegenden Folgen der Influenzainfektion. Influenza ist die häufigste Ursache viraler Infektionen des Respirationstraktes bei älteren Menschen (Kodama et al. 2017; ▶ Kap. 8.2).

Influenzainfektionen sind weltweit verbreitet. In Deutschland treten die saisonalen Grippewellen im Winterhalbjahr um den Jahreswechsel herum auf und dauern etwa 8–10 Wochen. Durchschnittlich infizieren sich dabei schätzungsweise 5–20 % der Bevölkerung. Die Stärke der Grippewelle unterscheidet sich von Jahr zu Jahr deutlich. Die Inzidenz Influenza-assoziierter Krankenhauseinweisungen ist bei Kleinkindern und älteren Menschen am höchsten. Bei der schweren Grippewelle in der Saison 2017/2018 war der Anteil der Hospitalisierungen mit 64 % am höchsten bei den $\geq$ 80-Jährigen, bei den $\geq$ 60-Jährigen betrug er 58 %. Das RKI schätzt die jährlichen Influenza-bedingten Todesfällen anhand der Exzess-Mortalität während der Influenzawelle ab. In einigen Saisons ist eine Exzess-Mortalität nicht nachweisbar, in anderen Saisons ist sie dagegen sehr hoch, wie z. B. 2017/2018 mit 25.000 Influenza-assoziierten Todesfällen. Todesfälle beschränken sich hauptsächlich auf die hohen Altersgruppen. So lag in den letzten Jahren der Altersmedian der gemeldeten Influenzafälle bei etwa 40 Jahren, der Altersmedian der im Rahmen einer Infuenzainfektion Verstorbenen hingegen bei etwa 80 Jahren (RKI 2019a; ▶ Kap. 2.2). Aktuelle Fallzahlen und weitere epidemiologische Kenngrößen zu Influenza sind im jeweils aktuellen Bericht zur Epidemiologie der Influenza in Deutschland der Arbeitsgruppe Influenza des RKI nachzulesen (www.rki.de).

Influenzainfektionen sind mit dem Auftreten kardiovaskulärerer Ereignisse assoziiert, insbesondere mit ischämischen Schlaganfällen und Myokardinfarkten (Doherty et al. 2019; ▶ Kap. 2.3). Wie andere Infektionskrankheiten können Influenzainfektionen bei älteren Menschen zudem schwerwiegende Auswirkungen auf vorbestehende chronische Erkankungen, geriatrische Syndrome und die Funktionalität haben (▶ Kap. 2.3; ▶ Kap. 2.4). So führen Influenzainfektionen bei Pflegeheimbewohnern nicht nur zu einer erhöhten Mortalität, sondern gehen auch mit deutlichen Verschlechterungen der Alltagsaktivitäten, größeren Gewichtsverlusten und dem vermehrten Auftreten von Dekubitalulzera einher (Gozalo et al. 2012).

6.3.2 Effizienz und Effektivität der Influenza-Impfung

Insgesamt sind Effizienz und Effektivität von Influenza-Impfungen schwierig zu untersuchen und Studienergebnisse kaum vergleichbar, weil Populationen, epidemiologische Faktoren und virologische Faktoren zwischen den einzelnen Studien und Influenzasaisons stark variieren. Trotz ihrer geringeren Wirksamkeit bei älteren im Vergleich zu jüngeren Erwachsenen sind Influenza-Impfungen im höheren Lebensalter klinisch nützlich (Beyer 2013).

Die Konzentration virusspezifischer Antikörper nach Influenza-Impfung ist bei älteren Personen niedriger als bei jüngeren Erwachsenen. Die Impfeffektivität wird bei älteren Personen auf maximal 50–60 % geschätzt und ist damit im Vergleich zur Impfeffektivität von 70–90 % bei < 65-Jährigen deutlich reduziert (Derhovanessian und Pawelec 2012). Ein Einfluss latenter CMV-Infektionen auf die Impfeffektivität wird dabei diskutiert (▶ Kap. 1.1.2) (van den Berg 2019). Multimorbidität (▶ Kap. 1.4) und Frailty beeinträchtigen wahrscheinlich die Immunantwort nach Influenza-Impfung (Andrew et al. 2019). Insbesondere geringe körperliche Aktivität und Immobilität (▶ Kap. 1.6.5) scheinen für eine verminderte Influenza-Impfantwort relevant zu sein. In einer deutschen Studie an ≥ 70-Jährigen, die als pre-frail oder frail eingestuft wurden, zeigten Probanden mit wenig körperlicher Aktivität geringere Antikörpertiter als Probanden mit normaler körperlicher Aktivität (Bauer et al. 2017).

Gut belegt ist die Senkung des kardiovakulären Risikos durch die Influenza-Impfung. Die Inzidizenz von Myokardinfarkten und ischämischen Schlaganfällen wird durch regelmäßige Influenza-Impfungen, insbesondere in Kombination mit der Impfung gegen Pneumokokken, reduziert (Doherty et al. 2019). Bei Patienten mit COPD, einer durch Influenzainfektionen besonders gefährdete Personengruppe, wird das Demenzrisiko durch regelmäßige Influenza-Impfungen vermindert (Luo et al. 2020). Infuenza-Impfungen bei Pflegeheimbewohnern führen, insbesondere in Kombination mit der Pneumokoken-Impfung, zur Senkung der Mortalität (Poscia et al. 2017).

6.3.3 Impfadhärenz

Anders als bei einigen anderen Impfungen nimmt die Impfrate bei der Influenza-Impfung in Deutschland mit steigendem Lebensalter zu, ein besonderer Anstieg ist ab einem Lebensalter von ≥ 80 Jahren zu verzeichnen (RKI 2020b). Allerdings wird die von der WHO angestrebte Influenzaimpfabdeckung von 75 % aller ≥ 65-Jährigen von den meisten europäischen Ländern nicht erreicht. Die höchsten Influenza-Impfraten in Europa hatten Großbritannien und die Niederlande mit etwa 70 %. In Deutschland wurden in den letzten Jahren nur etwa 40 %, in manchen europäischen Ländern sogar weniger als 10 % der älteren Menschen gegen Influenza geimpft (European Centre for Disease Prevention and Control (ECDC) 2017).

In Deutschland ist die Influenza-Impfabdeckung bei älteren Personen im Pflegeheim höher als bei selbständig lebenden älteren Personen: Sie steigt nach Aufnahme in ein Pflegeheim von 38 % auf 53 % (Spreckelsen et al. 2018).

6.3.4 Influenza-Impfstoffe

Die genaue Zusammensetzung des Influenza-Impfstoffes wird jedes Jahr von der WHO basierend auf Beobachtungsdaten bestimmt. Die beiden aktuellen Influenza A-Stämme A/H1N1 und A/H3N2 können sich durch Neukombinationen von Oberflächenantigenen verändern, die beiden seit den 1970er Jahren kursierenden Influenza B-Stämme Victoria und Yamagato verändern sich hingegen nicht. Durch trivalente Impfstoffe mit zwei Influenza A-Stämmen und einem der beiden Influenza B-Stämme konnte in manchen Saisons mit einem hohen Anteil an Influenza B nur eine geringe Abdeckungsrate von 30 % erreicht werden. WHO und STIKO empfehlen daher inzwischen die Verwendung quadrivalenter Impfstoffe, die zwei Influenza A-Stämme und beide Influenza B-Stämme enthalten und in Deutschland seit 2013 zugelassen sind (RKI 2020b).

Impfstoffe mit höherer Immunogenität, z. B. durch höhere Antigendosis oder Adjuvantierung, können die Effektivität von Impfungen verbessern (▶ Kap. 6.2.1). Die Immunogenität von Impfstoffen hängt auch vom

Applikationsort ab. Impfstoffe zur intradermalen Injektion benötigen zum Erzielen einer vergleichbaren Impfantwort deutlich weniger Antigen als intramuskulär injizierte Impfstoffe, was vermutlich durch die höhere Dichte antigenpräsentierender dendritischer Zellen in der Dermis im Vergleich zur Muskulatur und subkutanem Fettgewebe zu erklären ist. Allerdings ist der quadrivalente intradermale Impfstoff nicht für Personen > 64 Jahre zugelassen (Robertson et al. 2016). Nasal als Spray applizierbare attenuierte Lebendimpfstoffe und orale Impfstoffe spielen für ältere und immunkomprimierte Personen derzeit keine Rolle.

Die Notwendigkeit der jährlichen Impfung ist ein großer Nachteil der aktuellen Influenza-Impfung, Die Impfstoffe bieten nur Schutz gegen die enthaltenen Stämme und eng verwandte/sehr ähnliche Varianten. Ein »universeller« Influenza-Impfstoff, der langanhaltende Immunität gegen alle zirkulierenden Influenzastämme induziert, würde das Problem der jährlichen Wiederholungsimpfung lösen und vermutlich die Compliance und Impfabdeckung verbessern. Neue Impfstoffe sind hierzu in Entwicklung (Esme et al. 2019). Diese verwenden als Antigene beispielsweise konservierte Regionen der Oberflächenproteine Hämagglutinin und Neuraminidase oder interne virale Proteine. Vektor-basierte Impfstoffe, Virusähnliche Partikel und DNA-Impfstoffe können möglicherweise stärkere CD4+ und CD8+ T-Zell-Antworten induzieren, die ergänzend zu Antikörpern für einen breiten Schutz als notwendig erachtet werden (Weinberger 2018).

6.3.5 Empfehlungen

Die STIKO empfiehlt die jährliche Influenza-Impfung als Standardimpfung für alle Personen ab 60 Jahren sowie als Indikationsimpfung bei bestimmten Personengruppen (Bewohner von Alten- und Pflegeheimen und Personen mit verschiedenen chronischen Erkrankungen). Verwendet werden soll ein quadrivalenter Impfstoff mit der jeweils aktuellen von der WHO empfohlenen Antigenkombination (RKI 2020b, ▶ Tab. 6.1). Für ältere Menschen sind quadrivalente inaktivierte Injektionsimpfstoffe zugelassen. Die jährliche Impfung wird auch dann empfohlen, wenn die Antigenzusammensetzung des Impfstoffs gegenüber der vorhergehenden

Saison unverändert ist. Die volle Ausbildung des Impfschutzes wird mit zwei Wochen angegeben, der empfohlene Impfzeitpunkt ist in Deutschland Oktober bis November. Bei älteren Menschen sollte ein eher früher Impfzeitpunkt gewählt werden, da das Erreichen des Impfschutzes durch langsamere Induktion der Impfantwort verzögert sein kann. Bei verfrühtem Beginn der Influenzawelle oder Pandemie sollte die Imfpung baldmöglichst erfolgen. Da es bei älteren Menschen zu einem schnelleren Abfall der Antikörpertiter kommt, soll die Impfung allerdings auch nicht zu früh verabreicht werden (▶ Kap. 6.2.1).

6.4 Pneumokokken-Impfung

> **Infobox: Pneumokokenerkrankungen (RKI 2020c)**
>
> Pneumokokken (*Streptococcus pneumoniae*) sind gram-positive bekapselte Bakterien. Ihre Polysaccharidkapsel ist ein entscheidender Virulenzfaktor, da sie die Phagozytose erschwert. Anhand der antigenetischen Eigenschaften der Kapselpolysaccharide werden fast 100 verschiedene Serotypen unterschieden. Die Besiedelung des Nasenrachenraums durch Pneumokokken ist meist asymptomatisch, ihre lokale Ausbreitung kann allerdings Krankheiten der oberen (Sinusitis, Otitis media) und unteren Atemwege (Pneumonie) verursachen. Besonders schwerwiegend sind invasive Pneumokokkenerkrankungen mit Nachweis von Pneumokokken in normalerweise sterilen Körperflüssigkeiten, z. B. Bakteriämien und Meningitiden. Seltener werden Pneumokokken in Pleura-, Gelenk- oder Aszitespunktaten gefunden.

S. pneumoniae ist der häufigste Erreger ambulant bzw. im Pflegeheim erworbener Pneumonien (▶ Kap. 8.1) bei älteren Personen (Ewig et al. 2009). Invasive Pneumokokkenerkrankungen, insbesondere Bakteriämien

(▶ Kap. 13) und Meningitiden (▶ Kap. 14), betreffen vor allem Kleinkinder und ältere Menschen. Invasive Verläufe nehmen bereits ab dem 50. Lebensjahr zu. Schätzungsweise sterben in Deutschland jährlich über 5.000 Menschen an einer Pneumokokkenerkrankung (RKI 2020c).

Ältere Personen, die sowohl gegen Influenza als auch gegen Pneumokoken geimpft wurden, zeigen im Vergleich zu älteren Personen, die nur gegen Influenza geimpft wurden, eine verminderte Pneumonierate und eine verminderte Mortalität (Zhang et al. 2016). Auf die Senkung der Inzidenz von Myokardinfarkten und ischämischen Schlaganfällen durch Pneumokokken-Impfung in Kombination mit Influenza-Impfungen wurde bereits in Kapitel 6.3.2 hingewiesen (Doherty et al. 2019).

Die Pneumokokken-Impfrate in Deutschland ist niedrig. Mit 60 Jahren liegen die Impfquoten in allen Bundesländern noch weit unter 10 %. Bis zum Alter von 67 Jahren steigen sie in den westlichen Bundesländern auf Werte von 10–30 %, in den östlichen Bundesländern werden 35–45 % erreicht (RKI 2020b).

Zwei verschiedene Impfstoffe gegen *S. pneumoniae* sind für ältere Menschen zugelassen: der 23-valente Polysaccharid-Impfstoff (PPSV23), der gereinigte Kapselbestandteile von 23 Pneumokokkenserotypen enthält, und der 13-valente Konjugat-Impfstoff (PCV13), der gereinigte Kapselbestandteile von 13 Pneumokokkenserotypen enthält.

Der 23-valente Polysaccharid-Impfstoff (PPSV23) wird bereits seit vielen Jahren bei älteren Menschen verwendet, er zeigt eine gute Effekivität gegen Pneumokokken-Pneumonien und invasive Pneumkokkenerkrankungen (RKI 2020b). Ein Nachteil des PPSV ist, dass Polysaccharide als T-Zell-unabhängige Antigene eine IgM-dominierte Antikörperantwort ohne Gedächtniszellen induzieren.

Für die Impfung von Kindern wurden Konjugat-Impfstoffe entwickelt (7-, 10-, 13-valent). Durch die Bindung (Konjugation) der Kapselpolysaccaride an ein hochimmunogenes Trägerprotein führen diese Imfpstoffe zu einer zusätzlichen T-Zell-Antwort und somit zur Bildung von Gedächtniszellen und einem Antikörperklassenwechsel (Weinberger 2018; RKI 2020b). Der 13-valente Konjugat-Impfstoff (PCV13) wurde auch für ältere Erwachsene zugelassen. Er hat bei ≥ 70-Jährigen eine gute Immunogenität und Effektivität. In einer großen Studie wurde durch Impfung ≥ 65-Jähriger mit PCV13 das Auftreten von stationär behandlungsbedürftigen ambulant erworbenen Pneumonie um fast 40 % und von invasiven Pneumokkenerkrankungen um etwa 75 % reduziert (van Werkhoven und Bonten 2015). Ein Nachteil des PCV13 besteht in der geringeren Serotypenabdeckung. PCV13 deckt nur 30 % der Pneumokokkeninfektionen bei Erwachsenen ab, PPSV23 dagegen 60–70 %.

Die sequenzielle Impfung mit beiden Impfstoffen vermittelt daher wahrscheinlich den besten aktuell verfügbaren Schutz gegen Pneumokokkenerkrankungen (Draenert und Jung 2020).

Erstrebenswert sind universelle Pneumokokken-Impfstoffe für die etwa 100 Serotypen von *S. pneumoniae*. Konjugierte Impfstoffe, die eine höhere Anzahl an Serotypen umfassen, sind in Entwicklung. Verschiedene hoch konservierte Pneumokokkenproteine, die in allen klinisch relevanten Serotypen vorhanden sind, sind vielversprechende Impfstoffantigene. Zudem werden Ganzzell-inaktivierte Impfstoffe, attenuierte Lebendimpfstoffe und Kombinationen aus Proteinen und Polysaccharid-Komponenten untersucht (Weinberger et al. 2018).

Die STIKO empfiehlt derzeit für alle Personen ≥ 60 Jahre, die keiner speziellen Risikogruppe angehören, als Standardimpfung die einmalige Impfung mit dem 23-valenten Polysaccharid-Impfstoff PPSV23 (Pneumovax). Für Personen mit Immundefizienz bzw. -suppression sowie für Personen mit anatomischen und Fremdkörper-assoziierten Risikofaktoren (z. B. Cochlea-Implantat) und damit einem erhöhten Risiko für eine Pneumokokkenmeningitis wird die sequenzielle Impfung mit dem 13-valenten Konjugatimpfstoff PCV13 (Prevenar 13) gefolgt von PPSV23 in einem Abstand von 6–12 Monaten empfohlen. Für ältere Personen mit chronischen Krankheiten, die nicht mit einer Immunsuppression einhergehen, wird die alleinige Impfung mit PPSV23 empfohlen. Aufgrund der begrenzten Dauer des Impfschutzes hält die STIKO Wiederholungsimpfungen mit PPSV23 in einem Mindestabstand von sechs Jahren aus medizinisch-epidemiologischer Sicht grundsätzlich für sinnvoll. Ältere Menschen sollten auf die stärkere Reaktogenität der Wiederholungsimpfung im Vergleich zur Erstimpfung hingewiesen werden, aber auch auf den möglichen Verlust des Impfschutzes nach unterbliebener Wiederholungsimpfung (RKI 2020b; ▶ Tab. 6.1).

6.5 Herpes zoster-Impfung

> **Infobox: Herpes zoster (HZ)**
> **(RKI 2017b; Gross et al. 2019)**
>
> Das Varicella zoster-Virus (VZV) verursacht bei exogener Erstinfektion Varizellen (Windpocken) und bei endogener Reaktivierung Herpes zoster (HZ, Gürtelrose).
>
> Varizellen sind äußerst kontagiös, nach einer Exposition erkranken über 90 von 100 empfänglichen Personen. Bei HZ besteht dagegen eine geringe Kontagiosität, die durch Abdecken der Hauteffloreszenzen reduziert werden kann, da nur die virushaltige Bläschenflüssigkeit infektiös ist. Patienten mit HZ sind vom Auftreten des Exanthems bis zur vollständigen Verkrustung der Bläschen ansteckungsfähig, in der Regel für 5–7 Tage, ältere Patienten evtl. länger. Außerhalb des Körpers kann VZV für einige Tage seine Infektiosität bewahren, insbesondere im feuchten Milieu.
>
> Der HZ kann sich nur bei Individuen mit einer früheren VZV-Infektion ausbilden. In den Spinal- bzw. Hirnnervenganglien persistierende Erreger führen bei einer Reaktivierung zum HZ. Vorwiegend tritt diese Reaktivierung bei immungeschwächten und älteren Menschen auf.
>
> Typisch für den HZ ist ein einseitiges vesikuläres Exanthem innerhalb eines Dermatoms (am häufigsten Th3 bis L3), das jedoch beim Zoster sine herpete fehlen kann.
>
> Die akute Neuritis kann erhebliche Schmerzen verursachen. Nach Abheilen des HZ kann eine postherpetische Neuralgie (Post-Zoster-Neuralgie, PZN) auftreten, die über lange Zeit oder sogar lebenslang mit starken Schmerzen und eingeschränkter Lebensqualität assoziiert ist.
>
> Höheres Lebensalter, Immunsuppression und Zoster im Bereich der Hirnnerven (z. B. Zoster ophthalmicus oder Zoster oticus) sind Risikofaktoren für schwere Verläufe mit ZNS-Beteiligung im Sinne einer Meningitis/Meningoenzephalitis (▶ Kap. 14) oder einer cerebralen Vas-

> kulopathie/Vaskulitis. Bei Immundefizienz kann es zu lebensbedrohlichen Verläufen mit disseminiertem Zoster und sekundärer hämatogener Generalisierung kommen. HZ-Infektionen gehen wahrscheinlich infolge begleitender Vaskulopathien/Vaskulitiden mit einem erhöhten Risiko für cerebrovaskuläre und kardiovaskuläre Ereignisse einher (Wu et al. 2019).

Die Inzidenz des Herpes zoster (HZ) steigt mit dem Alter an und wird in Deutschland auf etwa 5/1.000 geschätzt. Etwa 50 % der Personen, die das 85. Lebensjahr erreichen, erkranken mindestens einmal während ihrer Lebensspanne an einem HZ. Komplizierte Verläufe sind häufiger bei älteren und immunsupprimierten Patienten. Eine postherpetische Neuralgie (PZN) tritt insgesamt bei etwa 15 % der Betroffenen auf, auch hier kommt es zu einem Anstieg mit zunehmendem Alter. Etwa 3 % der HZ-Erkankten werden stationär behandelt (Hillebrand et al. 2015; Gross et al. 2019).

In Deutschland sind zwei Impfstoffe gegen HZ für Personen ab 50 Jahren zugelassen und verfügbar: ein attenuierter Lebendimpfstoff (Zostavax) und ein adjuvantierter HZ-Subunit-Totimpfstoff (Shingrix). Ein Nachteil des attenuierten Lebendimpfstoffes ist, dass er nicht in der häufig von Herpes zoster betroffenen Gruppe der immunsupprimierten Patienten (nach Transplantation, bei HIV-Infektion, bei Krebserkrankugen etc.) eingesetzt werden darf. Zudem zeigt er eine eingeschränkte Wirksamkeit und eine begrenzte Wirkdauer und wird daher von der STIKO nicht mehr als Standardimpfung empfohlen.

Der neuere Totimpfstoff zeigte in großen Studien eine klinische Effektivität gegen HZ von mehr als 90 %, die in allen Altersgruppen ähnlich hoch war, sogar bei Personen ≥ 80 Jahre (Cunningham et al. 2016). Zur Verhinderung von HZ und PZN empfiehlt die STIKO diesen adjuvantierten HZ-Totimpfstoff (Shingrix) als Standardimpfung für alle Personen ≥ 60 Jahre (RKI 2020b; ▶ Tab. 6.1). Durch die Impfung soll die T-Zell-vermittelte Immunabwehr gegenüber VZV gesteigert und so die Reaktivierung der latent in den Nervenganglien verbliebenen VZV verhindert werden. Die Impfserie für den HZ-Totimpfstoff besteht aus zwei Impfstoffdosen, die intramuskulär im Abstand von mindestens zwei bis maximal sechs Monaten verabreicht werden.

Eine durchgemachte HZ-Erkrankung schützt nicht davor, wiederholt an einem HZ zu erkranken. Die HZ-Impfung mit dem Totimpfstoff kann auch bei Personen, die bereits in der Vergangenheit an HZ erkrankt waren, mit ausreichender Sicherheit und Immunogenität erfolgen. Die Impfung sollte jedoch nicht während einer akuten HZ-Erkrankung erfolgen.

Die Impfung gegen HZ führt wahrscheinlich zu einer Reduktion des kardiovaskulären Risikos (Klaric et al. 2019).

6.6 Weitere empfohlene Impfungen für alle Erwachsenen

6.6.1 COVID-19-Impfung

Die Empfehlungen der STIKO zur Impfung gegen Coronavirus Disease-2019 (COVID-19) befinden sich zum Zeitpunkt der Fertigstellung dieses Buches in regelmäßiger Überarbeitung (RKI 2021). Es handelt sich während der Pandemie um eine Indikationsimpfempfehlung im Rahmen der epidemischen Lage von nationaler Tragweite. Ob es in Zukunft eine Standardimpfempfehlung oder eine anderslautende Indikationsimpfempfehlung geben wird, kann noch nicht beurteilt werden. Daher wurde die COVID-19-Impfung nicht in Tabelle 6.1 aufgenommen.

Bis zur Verfügbarkeit von ausreichenden Impfstoffmengen besteht vonseiten der STIKO die Empfehlung zur Priorisierung von Personengruppen, die ein besonders hohes Risiko für schwere oder tödliche Verläufe der Erkrankung haben (▶ Kap. 8.3). Bei der Priorisierung der COVID-19-Impfung findet daher die besonders vulnerable Gruppe hochaltriger Menschen (> 80 Jahre) und älterer Menschen mit funktionellen Einschränkungen (Bewohner von Senioren- und Pflegeheimen) sowie älterer Menschen mit chronischen Erkrankungen bzw. Multimorbidität besondere Berücksichtigung (RKI 2021). Die Bereitschaft älterer Menschen zur COVID-19-Impfung ist vergleichsweise hoch und wird auf 70–80 % geschätzt. Durch den Einsatz mobiler Impfteams konnte die Impfung von Pflegeheimbewohnern beschleunigt werden. Der Effekt der bevorzugten Impfung hochaltriger und funktionell eingeschränkter Menschen machte sich in Deutschland bereits in der 3. Welle der SARS-CoV-2-Pandemie im März 2021 anhand geringerer Todeszahlen und eines geringeren Durchschnittsalters stationär und intensivmedizinisch behandelter COVID-19-Patienten bemerkbar.

Für die Impfung gegen COVID-19 waren Anfang April 2021 in der Europäischen Union vier Impfstoffe zugelassen. Es handelt sich dabei um zwei mRNA-Impfstoffe (der Firma BioNTech/Pfizer und der Firma Moderna) und zwei Vektor-basierte Impfstoffe (der Firma AstraZeneca der Firma Johnson & Johnson), die auch bei älteren Menschen eine gute Wirksamkeit zeigen. Allerdings nimmt auch bei mRNA- und Vektor-basierten Impfstoffen die Immunogenität mit zunehmendem Alter ab. Der mRNA-Impfstoff von BioNTech/Pfizer beispielsweise bewirkte in einer Zulassungsstudie in der Gruppe der 65–85-jährigen Probanden eine geringere humorale Immunantwort als in der Gruppe der 18–55-jährigen Probanden (Walsh et al. 2020). Die Dauer der Immunität nach erfolgter Impfung, die eventuelle Notwendigkeit von Auffrischimpfungen oder der Anpassung der Impfstoffe an Mutationen von SARS-CoV-2 sind zum Zeitpunkt der Fertigstellung dieses Buches noch nicht geklärt.

6.6.2 Tetanus- und Diphtherie-Impfung

Die Konzentrationen Tetanus- und Diphtherie-spezifischer Antikörper sind bei älteren Menschen Erwachsenen häufig unterhalb der Grenze, die als protektiv angenommen wird. 10 % der gesunden Älteren entwickelten nach einer Diphtherie-Auffrischimpfung keine protektiven Antikörpertiter, fünf Jahre später hatten fast 50 % keine protektiven Antikörpertiter mehr. Die Tetanus-spezifischen Antikörpertiter waren deutlich höher in derselben Kohorte. Möglicherweise ist der derzeitige Tetanus-Diphtherie (Td)-Kombinationsimpfstoff, der eine geringere Menge an Diphtherie-Toxoid enthält, nicht optimal (Weinberger 2017). Über eine Verkürzung der Booster-Intervalle bei Personen ≥ 65 Jahre wird diskutiert (Weinberger et al. 2018).

Obwohl die STIKO die Auffrischimpfung gegen Tetanus und Diphtherie für alle Erwachsenen alle zehn Jahre empfiehlt (RKI 2020b; ▶ Tab. 6.1), nimmt die Impfquote laut RKI mit zunehmendem Lebensalter ab auf etwa 60 % bei den ≥ 65-Jährigen im Vergleich zu etwa 75 % bei allen Erwachsenen. Die wenigen Tetanusinfektionen in Deutschland betreffen daher fast ausschließlich ältere Menschen mit unzureichendem Impfschutz, sie enden letal. Die Impfquote bei der Diphtherie-Impfung ist in dieser Altersgruppe laut einigen Studien mit 40 % noch geringer.

Eine fehlende oder unvollständige Grundimmunisierung gegen Tetanus und Diphtherie sollte in jedem Fall komplettiert werden. Auffrischimpfungen sollten regelmäßig und immer mit dem Td-Kombinationsimpfstoff erfolgen. Dabei sollte auf eine gute Impfdokumentation geachtet werden.

6.6.3 Pertussis-Impfung

Epidemiologische Daten zeigen eine erhöhte Inzidenz von Pertussis bei Erwachsenen und insbesondere bei älteren Menschen, bei denen die Infektion häufig mit schweren Symptomen und einer erhöhten Mortalität einhergeht (Ridda et al. 2012). Kleinere Ausbrüche in Seniorenheimen wurden beschrieben. Die Symptomatik im Erwachsenenalter zeigt nicht den typischen phasenhaften Verlauf wie im Kindesalter. Bei Erwachsenen mit langanhaltendem Husten oft in Kombination mit Würgen und Erbrechen sollte an eine Pertussisinfektion gedacht werden. Erwachsene können die Erkrankung auch an Neugeborene vor der ersten Impfung weitergeben, für die die Erkrankung lebensbedrohlich ist.

Seit 2009 wird die einmalige Impfung gegen Pertussis für alle Erwachsenen emfpohlen (RKI 2020b; ▶ Tab. 6.1). Die Impfung vermittelt eine geringere Immunität als eine durchgemachte Pertussisinfektion, die allerdings auch keine lebenslange Immunität bewirkt. Nach etwa 20 Jahren kann es zu einer Re-Infektion kommen. In Deutschland ist der Pertussisimpfstoff nur als Tdap-Kombinationsvakzine verfügbar – es kann also gemeinsam mit Tetanus und Diphtherie (und ggf. zusätzlich Polio (IPV)) geimpft werden. Die Tdap-Vakzine hat auch in der Gruppe der ≥ 65-Jährigen eine gute Immunogenität und Verträglichkeit, allerdings sind die Antikörperkonzentrationen vier Wochen nach Impfung bei älteren Menschen niedriger als bei jüngeren Menschen. Es ist nicht unbedingt erforderlich, einen Abstand von zehn Jahren zur letzten Td-Impfung einzuhalten. Eine fehlende Grundimmunisierung ist aufgrund der hohen Durchseuchungsrate nicht wesentlich. Es wird diskutiert, ob die von der STIKO derzeit empfohlene einmalige Pertussis-Impfung im Erwachsenenalter ausreicht oder ob eine Auffrischungsimpfung alle zehn oder sogar alle fünf Jahre empfohlen werden sollte (Weinberger 2018).

6.6.4 FSME (Tick-Borne-Enzephalitis)-Impfung

Die Impfung gegen die von Zecken übertragene Frühsommermeningoenzephalitis (FSME) wird von der STIKO für Personen empfohlen, die in FSME-Risikogebieten zeckenexponiert sind (RKI 2020b). Dies betrifft auch ältere Menschen, die im Freien aktiv sind. Hinweise zu Risikogebieten werden regelmäßige vom RKI aktualisiert (www.rki.de). Antikörperantworten auf Impfungen und Booster-Impfungen gegen FSME sind bei älteren im Vergleich zu jüngeren Erwachsenen schwächer ausgeprägt. Impfversagen tritt insgesamt bei 5 % der Geimpften auf und betrifft vor allem Personen ≥ 50 Jahre (Hansson et al. 2020).

6.6.5 Hepatitis-Impfungen

Hepatitis-Impfungen werden für bestimmte Risikogruppen empfohlen. All diese Gruppen beinhalten auch Menschen im höheren Lebensalter.

Die Antikörper-Antwort auf nach Hepatitis A- und B-Impfungen ist bereits bei Erwachsenen im mittleren Lebensalter reduziert im Vergleich zu jüngeren Altersgruppen. Der Anteil von Non-Respondern ohne protektiven Antikörpertiter gegen Hepatitis B nimmt mit dem Alter zu.

6.6.6 Reiseimpfungen

Aufgrund des insgesamt besseren Gesundheitsstatus und der größeren Mobilität nimmt die Zahl älterer Menschen, die Fernreisen unternehmen, zu. Daher werden Reiseimpfungen auch für Menschen im höheren Lebensalter zunehmend relevant und wichtig (Weinberger 2018).

Wie für viele andere Infektionskrankheiten oben beschrieben, sind auch die Inzidenz und Schwere von Typhus und Japanischer Enzephalitis höher bei älteren im Vergleich zu jüngeren Erwachsenen. Impfungen gegen Typhus, Japanische Enzephalitis, Tollwut und Gelbfieber sind neue Antigene für die meisten älteren Reisenden. Der Erfolg von Erstimpfungen im höheren Lebensalter ist begrenzt (▶ Kap. 6.2.1). Leider gibt es bisher nur sehr wenige Daten bezüglich der Immunantwort älterer Menschen auf diese Impfungen, da diese Altersgruppe häufig aus Studien ausgeschlossen wurde. Impfempfehlungen basieren auf Studien mit jungen Erwachsenen.

Der Gelbfieberimpfstoff ist ein abgeschwächter Lebendimpfstoff, der hoch immunogen ist. Allerdings gibt es Hinweise, dass ältere Menschen ein höheres Risiko für seltene schwere Nebenwirkungen haben, wie z. B. die Gelbfieber-Impfung-assoziierte viszerotrope Erkrankung, die der Erkrankung mit dem Wildtyp-Virus ähnelt und eine hohe Sterblichkeit von bis zu 60 % hat.

> **Merke**
>
> - Impfpräventable Infektionserkrankungen haben bei älteren Menschen oft schwerwiegende Folgen.
> - Impfungen sind für die vulnerable Gruppe der älteren Menschen von besonderer Bedeutung.
> - Impfungen im höheren Lebensalter sind trotz der oft verminderten Impfantwort effektiv.
> - Strategien, den Besonderheiten der Impfantwort im höheren Lebensalter entgegenzuwirken, beinhalten Impfstoffe mit höherer Immunogenität, verkürzte Impfintervalle und optimale Wahl des Impfzeitpunktes.
> - Pneumokokken-Impfung, Herpes zoster-Impfung und jährliche Influenza-Impfungen werden für ältere Menschen von der STIKO empfohlen.
> - Lebenslanges Impfen ist sinnvoll! Eine regelmäßige Überprüfung des Impfstatus sollte erfolgen.

7 Antibiotikatherapie im höheren Lebensalter

7.1 Besondere Herausforderungen und Antibiotic Stewardship (ABS)

Grundsätzlich gelten für den Einsatz von Antibiotika bei älteren Patienten die gleichen Prinzipien wie bei jüngeren Patienten und viele bakterielle Infektionskrankheiten haben unter adäquater Antibiotikatherapie auch bei älteren Menschen einen günstigen Verlauf (Rossio et al. 2015). Der frühe Beginn einer Antibiotikatherapie kann bei älteren Menschen entscheidend für den Erhalt der Funktionalität (▶ Kap. 2.4) und in manchen Fällen lebensentscheidend (▶ Kap. 2.2) sein. Andererseits gehen Antibiotikatherapien bei älteren Menschen häufiger als bei jüngeren Menschen mit unerwünschten Wirkungen (UAW) (▶ Kap. 7.3.3), Schädigungen des Mikrobioms (▶ Kap. 1.3) und *C. difficile*-Infektionen (▶ Kap. 10.1) einher. Auch von Resistenzentwicklungen und Zunahme von MRE sind ältere Menschen letztendlich besonderes betroffen (▶ Kap. 1.7.1; ▶ Kap. 5.3). Vor Beginn jeder Antibiotikatherapie sollten diese Aspekte bedacht und abgewogen werden (Beckett et al. 2015).

Menschen in höherem Lebensalter profitieren daher in besonderem Maße von einem rationalen und verantwortungsvollen Antibiotika-Einsatz im Sinne des Antibiotic Stewardship (ABS) (▶ Infobox: Wichtige Prinzipien für den rationalen Einsatz von Antibiotika im höheren Lebensalter; ▶ Kap. 7.2–7.4). Ziele des ABS sind die kontinuierliche Verbesserung der Qualität der Verordnung von Antiinfektiva bezüglich der Auswahl der Substanzen, der Dosierung, der Applikationsart und der Anwendungsdauer sowie das Erreichen bester klinischer Behandlungsergebnisse unter

Beachtung einer Minimierung von Toxizität für den Patienten, Resistenzentwicklung und Kosten (De With et al. 2018).

> **Infobox: Wichtige Prinzipien für den rationalen Einsatz von Antibiotika im höheren Lebensalter**
>
> - Sorgfältige Indikationstellung und Vermeidung unnötiger Antibiotikatherapien
> - Wahl des besten Antibiotikums auch unter Berücksichtigung seltener, aber im Alter bedrohlicher Nebenwirkungen und Interaktionen
> - Prävention der *C. difficile* -Selektion durch Restriktion von Cephalosporinen der 3. Generation, Chinolonen und Clindamycin
> - Prävention der MRE-Selektion durch Restriktion von Vancomycin und Carbapenemen
> - Individuelle Festlegung der Dosis, des Dosisintervalls, der Applikationsart und der Dauer der Antibiotikatherapie entsprechend des Status des Patienten
> - Monitoring von Effektivität und Toxizität zur frühen Erkennung erwarteter und unerwarteter Nebenwirkungen

Untersuchungen in Pflegeheimen zeigen, dass hier 25–75 % der Antibiotikatherapien inadäquat erfolgen (El Chakhtoura et al. 2017; Jump et al. 2018). Die Prävalenz von MRE in geriatrischen Kliniken und Pflegeheimen ist hoch (▶ Kap. 1.7.1; Gruber et al. 2013). Durch Implementierung von ABS-Programmen in Pflegeheimen und auf geriatrischen Stationen kann die Therapie älterer Patienten mit Infektionskrankheiten verbessert, die Inzidenz von *C. difficile*-Enteritiden (▶ Kap. 10.1) vermindert und die Prävalenz von MRE reduziert werden (Katz et al. 2017).

7.2 Indikationsstellung für Antibiotikatherapien

Die Diagnose einer bakteriellen Infektionskrankheit und damit die Indikationsstellung für eine Antibiotikatherapie ist beim älteren Menschen erschwert. Sie erfordert neben klinischer Expertise (▶ Kap. 3.1; ▶ Kap. 3.2) den niederschwelligen Einsatz ergänzender Labordiagnostik (▶ Kap. 3.3), mikrobiologischer Diagnostik (▶ Kap. 3.4) und ggf. apparativer Diagnositk (▶ Kap. 3.5) und deren sorgfältige Bewertung unter Kenntnis der Besonderheiten im höheren Lebensalter.

Bei begründetem Verdacht auf eine bakterielle Infektion sollte früh eine empirische Antibiotikatherpie begonnen werden. Wesentlich ist die Evaluation jeder Antibiotikatherapie nach 48–72 Stunden unter Einbezug klinischer und ergänzender diagnostischer Parameter. Bestätigt sich der Verdacht auf eine bakterielle Infektion und somit die Indikation für eine Antibiotikatherapie nicht, sollte das Antibiotikum abgesetzt werden.

Antibiotikatherapien bei älteren Patienten werden häufig bei vermuteten bakteriellen Infektionen verschrieben, insbesondere wenn kognitive Einschränkungen vorliegen. Durch sorgfältige und wohlüberlegte Indikationsstellung können unnötige Antibiotikatherapien vermieden werden (Loizeau et al. 2019).

Bei erhöhten Entzündungsparametern wie CRP oder PCT sollte gezielt nach einer Infektion gesucht werden (▶ Kap. 3.3). Sie zeigen einen inflammatorischen Prozess an, sind aber nicht spezifisch für bakterielle Infektionen und stellen ohne klinische Infektionszeichen keine Indikation für eine Antibiotikatherapie dar (Draenert und Jung 2020).

Mikrobiologische Befunde müssen sorgfältig interpretiert werden, um die antibiotische Therapie klinisch irrelevanter Befunde zu vermeiden (z. B. bei Verunreinigungen, Normalflora, Mischflora etc.) (▶ Kap. 3.4). Typische Situationen, in denen eine Antibiotikatherapie nicht sinnvoll ist, sind z. B.:

- respiratorische Virusinfektionen ohne Zeichen einer bakteriellen Superinfektion (▶ Kap. 8.2),
- asymptomatische Bakteriurien (▶ Kap. 9),

- Keimbesiedelungen von Wunden und Ulcera ohne Infektionszeichen (▶ Kap. 11.2; ▶ Kap. 11.3),
- pathologische Stuhldiagnostik ohne Vorliegen von Diarrhoen (▶ Kap. 10.1),
- MRE-Besiedelungen ohne Infektionszeichen (VRE, MRSA).

Perioperative Antibiotikaprophylaxen sind wirksam zur Reduktion postoperativer Wundinfektionen (▶ Kap. 11.4). Sie sollten allerdings nach der Operation abgesetzt werden, da eine verlängerte Gabe (> 24 Stunden postoperativ) keinen Nutzen für den Patienten hat, aber das Risiko von UAW und Kollateralschäden erhöht (▶ Kap. 7.3.3; ▶ Kap. 7.3.4; ▶ Kap. 7.3.5; Draenert und Jung 2020).

Eine besondere klinische Situation ist die Entscheidung für oder gegen eine antibiotische Therapie bei Patienten am Lebensende bzw. mit fortgeschrittenen Erkrankungen und sehr schlechtem funktionellen Status (▶ Infobox: Spezialsituation Antibiotikatherapie am Lebensende und bei fortgeschrittener Demenz).

Infobox: Spezialsituation Antibiotikatherapie am Lebensende und bei fortgeschrittener Demenz

Bakterielle Infektionen sind bei Patienten mit fortgeschrittenen Erkrankungen und deutlich eingeschränktem funktionellen Status häufig. Sie tragen oft direkt zum Versterben mulitmorbider und dementer Patienten bei. Insbesondere Pneumonien spielen hier eine Rolle (»End-of-life-pneumonia«; Beckett et al. 2015). Im Pflegeheim lebende Patienten mit fortgeschrittener Demenz erhalten häufig Antibiotika in ihren letzten Lebensmonaten, etwa 40 % werden in den letzten zwei Wochen vor ihrem Tod antibiotisch behandelt, meist wegen respiratorischer Infekte. Etwa 40 % der Antibiotikagaben erfolgen dabei parenteral (D'Agata und Mitchell 2008). Bei Patienten am Lebensende, mit fortgeschrittener Demenz oder mit deutlich eingeschränkter Lebensqualität muss sich der Behandler die Frage stellen, ob sein Patient von einer Antibiotikatherapie profitiert oder durch diese sogar belastet wird. Zudem ergibt sich in dieser Situation ein ethisches Dilemma bei der Abwägung des

Nutzens der Therapie für den einzelnen Patienten gegen eine potenzielle Schädigung zunkünftiger Patienten: Ist es gerechtfertigt, einem Patienten Antibiotika zu verabreichen, wenn dieser nicht davon profitiert, und dadurch den Selektionsdruck für resistente Erreger zu erhöhen, die zunkünfige Patienten schädigen könnten (Leibovici und Paul 2015)?

7.3 Substanzwahl des Antibiotikums

7.3.1 Beachtung von Umfeld, Begleiterkrankungen und Immunkompetenz des älteren Menschen

Bei der Auswahl der Substanz für eine kalkulierte/empirische Antibiotikatherapie müssen die Begleiterkrankungen und die Immunkompetenz des Patienten berücksichtigt werden. Diese Aspekte spielen bei älteren Personen eine besondere Rolle (▶ Kap. 1.1–1.6).

Aufgrund des Wohnumfelds (z. B. Pflegeheim) und häufigem Kontakt zu pflegerischen und medizinischen Einrichtungen haben nosokomiale Infektionen und Infektionen mit MRE eine höhere Relevanz als bei jüngeren Menschen (▶ Kap. 1.7). Lokale Therapierichtlinien basierend auf lokalen Resistenzstatistiken sollten bei der Substanzauswahl beachtet werden.

Eine vorangegangene Antibiotikatherapie innerhalb der letzten drei Monate disponiert zu Infektionen durch resistente Erreger, besonders gegenüber der zuvor verwendeten Substanzgruppe. Dieser Zusammenhang ist für Beta-Lactame, Makrolide und Fluorchinolone gut belegt (Bodmann et al. 2019). Bei erneut erforderlicher empirischer Antibiotikatherapie sollte möglichst ein Antibiotikum aus einer anderen Gruppe gewählt werden.

7.3.2 Beachtung von Kulturergebnissen und Antibiogrammen

Nach erfolgter Erregersicherung und Resistenztestung sollten empirische Antibiotikatherapien möglichst zeitnah auf eine gezielte und möglichst schmale Antibiotikatherapie umgestellt werden (Deeskalation). Die vorherige Gewinnung von Material zur Erregersicherung ist hierfür essenziell (▶ Kap. 3.4). Das Erreichen einer wirksamen Konzentration am Infektionsort und die Möglichkeit zur Oralisierung sollten bei der Auswahl des Antibiotikums beachtet werden.

7.3.3 Beachtung potenzieller unerwünschter Wirkungen von Antibiotika

Antibiotika sind die Medikamentengruppe, die am häufigsten mit dem Auftreten von unerwünschten Arzneimittelwirkungen (UAW) in Verbindung gebracht werden. 20 % aller UAW, die eine Behandlung in einer Notaufnahme erfordern, sind durch Antibiotika verursacht (Lode et al. 2010). UAW von Antibiotika betreffen häufig den Gastrointestinaltrakt (z. B. Übelkeit, Erbrechen, Diarrhoe), die Haut (z. B. Exantheme, Urtikaria, Phototoxizität) oder das ZNS (z. B. Kopfschmerzen, Schwindel, epileptische Anfälle). Neuropsychiatrische Nebenwirkungen und Delire (▶ Kap. 2.3) treten dabei am häufigsten unter Behandlung mit Fluorchinolonen und Cotrimoxazol auf, können aber UAW zahlreicher anderer Antibiotika sein. Hepatotoxizität und Nephrotoxizität müssen beachtet werden (Bodmann et al. 2019). Tabelle 7.1 gibt einen Überblick über häufige UAW von Antibiotika.

In der deutschen PRISCUS-Liste potenziell inadäquater Medikamente (PIM) für ältere Menschen von 2011 wird als einziges Antibiotikum Nitrofurantoin aufgeführt (Holt et al. 2011). In den »Beers Criteria« – dem amerikanischen Pendant zur PRISUS-Liste – wird Nitrofurantoin allerdings seit 2015 für insbesondere aufgrund der günstigen Resistenzlage für den kurzzeitigen Gebrauch bei Patienten mit Harnwegsinfekt und einer GFR $\geq$ 30 ml/min empfohlen. Jedoch sollte der Einsatz bei gebrechlichen und mulitmorbiden Patienten mit einer GFR $\leq$ 60 ml/min hinterfragt

Tab. 7.1: Häufige unerwünschte Wirkungen von Antibiotika beim älteren Menschen

Unerwünschte Wirkung (Auswahl)	Antibiotika (Auswahl)
Hepatotoxizität	Rifampicin Clavulansäure-Kombinationen Fluorchinolone
Nephrotoxizität	Aminoglykoside Glykopeptide Cotrimoxazol Nitrofurantoin
Arnzeimittelexantheme	Beta-Lactam-Antibiotika
Sehnenrupturen	Fluorchinolone
Delir, ZNS-Nebenwirkungen	Fluorchinolone Cotrimoxazol Clarithromycin
Epileptische Anfälle	Carbapeneme

werden (Chung und Bouwmeester 2019). Unerwünschte Nebenwirkungen von Nitrofurantoin sind neben einer Verschlechterung der Nierenfunktion u. a. Hautreaktionen, zentralnervöse Auffälligkeiten wie Schwindel und Ataxie sowie Schädigungen peripherer Nerven insbesondere bei vorbestehender Niereninsuffizienz (▶ Fallbeispiel: Schwere Polyneuropathie (PNP) unter Nitrofurantoin-Therapie).

Antibiotikatherapien können schwere unerwünschte Nebenwirkungen haben, die zum Teil nicht reversibel sind. Bei Auftreten neuer klinischer Symptome im Rahmen einer Antibiotikatherapie sollte das Antibiotikum als Auslöser in Betracht gezogen und die weitere Anwendung kritisch evaluiert werden.

In die aktualisierte PRISCUS-Liste, deren Erscheinen für 2021 geplant ist, werden wahrscheinlich die Fluorchinolone als potenziell inadäquate Medikation für ältere Menschen aufgenommen. Klare Aussagen zu weiteren potenziell inadäquaten Antibiotika im Alter existieren bisher nicht (Baclet et al. 2017), hier ist ein Expertenkonsensus gefordert.

Fallbeispiel: Schwere Polyneuropathie (PNP) unter Nitrofurantoin-Therapie

Der 85-jährige Herr N. war bisher selbstversorgend und mit Gehstock außerhalb der Wohnung für Strecken > 1 km gehfähig. Bei Harnwegsinfekt mit *Enterococcus faecium* erhielt er eine Antibiogramm-gerechte antibiotische Therapie mit Nitrofurantoin 2 x 100 mg/d. Etwa eine Woche nach Beginn der Nitrofuratoin-Therapie trat bei Herrn N. eine zunehmende Stand- und Gangunsicherheit auf. Wenige Tage danach war der Patient fast vollständig immobil und in den Aktivitäten des täglichen Lebens deutlich eingeschränkt, freier Stand und Gehen waren nicht möglich, der Transfer nur mit Hilfe. Bei der stationären Aufnahme fielen eine schwere akut auf chronische Niereninsuffizienz und eine Energie- und Eiweißmangelernährung auf.

Die neurologische Untersuchung zeigte an den unteren Extremitäten distale Paresen vom KG 3–4, erloschene Muskeleigenreflexe sowie eine beidseitige Pallanästhesie. Zudem bestanden schmerzhafte Parästhesien und distal betonte Hypästhesien an beiden Händen und Füßen. Die ergänzende elektrophysiologische Diagnostik bestätigte den klinischen Verdacht einer schweren beinbetonten sensomotorischen Polyneuropathie (PNP).

Aufgrund des akuten Auftretens der Symptomatik in zeitlichem Zusammenhang mit der antibiotischen Therapie ist davon auszugehen, dass die bei Herrn N. diagnostizierte PNP durch Nitrofurantoin ausgelöst bzw. deutlich verschlechtertert wurde. Nach Absetzen des Nitrofurantoins und unter intensiver Physio- und Ergotherapie kam es zu einer leichten Besserung der PNP-Symptomatik und der Mobilität. Nach drei Wochen gelang dem Patienten der Bett-Rollstuhl-Transfer selbständig. Nach sechs Monaten war Herr N. in der Lage, innerhalb seiner Wohnung wenige Meter selbständig am Rollator zu gehen, außerhalb der Wohnung war er jedoch auf den Rollstuhl angewiesen.

Die Angabe einer Penicillinallergie führt häufig dazu, dass nicht das bestgeeignete Antibiotikum eingesetzt wird. Der Patient wird hierdurch letztlich gefährdet. Häufig liegt keine echte Allergie vor. Die Angabe einer möglichen Penicilinallergie/Beta-Lactam-Allergie sollte kritisch überprüft werden, hierzu ist eine genaue Anamnese und ggf. eine allergologische Abklärung sinnvoll. Negative Schnelltests ermöglichen unter Umständen eine Umstellung der Antibiotikatherapie auf ein Beta-Lactam-Antibiotikum (De With et al. 2018).

7.3.4 Beachtung der Interaktionen von Antibiotika mit anderen Medikamenten

Bei älteren Menschen besteht häufig eine Multimedikation/Polypharmazie (▶ Kap. 1.5) und damit eine erhöhte Gefahr synergistischer Nebenwirkungen und unerwünschter Interaktionen im Rahmen einer Antibiotikatherapie. Wechselseitige Interaktionen kommen dabei vor allem über die Beeinflussung von Absorption, Verteilung (Proteinbindung), Metabolisierung (u. a. Induktion oder Hemmung hepatischer Enzyme) und Ausscheidung (z. B. Nierenfunktion) zustande (Corsonello et al. 2015; Bodmann et al. 2019). Protonenpumpenhemmer beispielsweise beeinflussen die Aufnahme vieler oral verabreichter Medikamente, darunter auch von Antibiotika wie Ampicllin und Cefpodoxim. Tabelle 7.2 gibt einen Überblick über häufige Interaktionen von Antibiotika mit Medikamenten, die bei älteren Menschen häufig verabreicht werden.

Tab. 7.2: Häufige Interaktionen von Antibiotika mit anderen Medikamenten.

Medikamente (Auswahl)	Antibiotika (Auswahl)	Komplikation/Effekt
Phenprocoumon	Cephalosporine Amoxicillin/Clavulansäure Cotrimoxazol Clarithromycin Fluorchinolone	INR-Anstieg Blutungen
NOAK	Rifampicin	Wirkverlust der Antikoagulation
Phenprocoumon		INR-Abfall
Statine	Makrolide Fluorchinolone	Rhabdomyolyse

Tab. 7.2: Häufige Interaktionen von Antibiotika mit anderen Medikamenten.
– Fortsetzung

Medikamente (Auswahl)	Antibiotika (Auswahl)	Komplikation/Effekt
Schleifendiuretika NSAR	Aminoglykoside	Höhere Nephro- und Ototoxizität
Betablocker Antiarrhythmika Trizyklische Antidepressiva Psychopharmaka	Fluorchinolone Makrolide Metronidazol	QT-Zeit-Verlängerung
Antidepressiva	Fluorchinolone Linezolid Makrolide	Verstärkung anticholinerger und serotonerger UAW
Donepezil	Makrolide	Sinusbradykardie Bradyarrhythmien Synkopen
Benzodiazepine	Makrolide Fluorchinolone	Sedierung Stürze
Methotrexat	Cotrimoxazol Ciprofloxazin	Knochenmarksupression Nephro-, Hepatotoxizität

7.3.5 Vermeidung der Selektion von C. difficile und MRE

Infobox: *Clostridioides difficile*
(RKI 2018b)

Clostridioides difficile (früher *Clostridium difficile*) ist ein anaerobes sporenbildendes grampositives Stäbchenbakterium, das ubiquitar in der Umwelt und im Magen-Darm-Trakt vorkommen kann. *C. difficile* besitzen teilweise die Fähigkeit, Toxine (Enterotoxin A, Cytotoxin B und binares Toxin) zu produzieren, die eine Darmentzündung hervorrufen können. Es kann eine asymptomatische Besiedlung des Darms durch *C. difficile* vorliegen, allerdings kann es auch zu Erkrankungen von milden Diarrhoen bis hin zu schweren lebensbedrohlichen Enteritiden (z. B. pseudomembranöse Kolitis, toxisches Megakolon) kommen.

Epidemiologie, klinische Symptomatik, Prävention und Therapie der *C. difficile*-Infektion (CDI) werden in Kapitel 10.1 ausführlich behandelt.

Risikofaktoren für die Erkrankung sind fortgeschrittenes Alter, eingeschränkte Immunkompetenz, Komorbiditäten, Krankenhausaufenthalte sowie Faktoren, die das Gleichgewicht der mikrobiellen Darmflora stören (▶ Kap. 1.3). Eine vorangegangene Antibiotikatherapie ist der wichtigste Risikofaktor für die Entwicklung einer CDI. Der rationale Einsatz von Antibiotika im Sinne des ABS spielt daher eine wesentliche Rolle bei der Prävention von CDI.

Prinzipiell kann jedes Antibiotikum eine CDI verursachen, die Selektion von *C. difficile* erfolgt jedoch insbesondere durch Antibiotika mit anaerober Wirkung und biliärer Elimination. Die sogenannten »4C«-Antibiotika sind beispielsweise mit einem hohen Risiko für eine CDI assoziiert (Bodmann et al. 2019), diese sind:

- Chinolone
- Cephalosporine (insbesondere der 3. Generation)
- Clindamycin
- Amoxicillin-Clavulansäure.

Auch für die Zunahme von MRE spielt insbesondere der Einsatz von Cephalosporinen der 3. Generation, Fluorchinolonen, Carbapenemen und Vancomycin eine Rolle. Verordnungsbeschränkungen dieser Antibiotikagruppen in geriatrischen Kliniken können zu einer deutlichen Reduktion von CDI sowie von Infektionen und Kolonisationen durch MRGN, ESBL (Extended-Spectrum-Beta-Lactamase)-produzierende gramnegative Erreger, MRSA und zumindest kurzfristig auch von VRE führen (De With et al. 2018).

7.4 Dosierung, Dauer und Applikationsart der Antibiotikatherapie

7.4.1 Dosierung unter Berücksichtigung von Pharmakokinetik und Pharmakodynamik

Zahlreiche altersassoziierte Veränderungen haben im höheren Lebensalter eine veränderte Pharmakokinetik und -dynamik zur Folge. Dies betrifft die Resorption im Magen-Darm-Trakt, die Verteilung (höherer Körperfettanteil, geringerer Anteil von Wasser und Muskelmasse) sowie die hepatische und renale Elimination aller Pharmaka und somit auch von Antibiotika.

Die bei älteren Menschen häufig eingeschränkte Nierenfunktion spielt im klinischen Alltag dabei die größte Rolle. Zur Beurteilung der Nierenfunktion sollte nicht der Kreatininwert, sondern die GFR verwendet werden. Durch Anpassung der Dosis an eine eingeschränkte renale Elimination kann Überdosierungen und damit UAW vorgebeugt werden. Allerdings muß auch eine Unterdosierung des Antibiotikums und ein damit verbundenes Therapieversagen unbedingt vermieden werden. In den ersten 24 Stunden der Therapie sollte daher auch bei eingeschränkter Nierenfunktion die Standarddosis des Antibiotikums verabreicht werden, damit schnell ausreichende Wirkspiegel erreicht werden.

Bezüglich der Intervalle zwischen den Einzelgaben des Antibiotikums muss unterschieden werden, ob ein Antibiotikum eine konzentrationsabhängige oder eine zeitabhängige Aktivität zur Abtötung von Bakterien hat (Corsonello et al. 2015). Für einzelne Antibiotika mit zeitabhängiger Wirkung, insbesondere Beta-Lactam-Antibiotika, wird die kontinuierliche Applikation mittels Perfusor bzw. alternativ prolongierte Infusionen über mehrere Stunden diskutiert. Für andere Antibiotika (z. B. Vancomycin i. v.) sollten insbesondere bei Niereninsuffizienz Spiegelbestimmungen erfolgen, in der Regel Serum-Talspiegel direkt vor der nächsten geplanten Antibiotikagabe. Therapeutisches Drug Monitoring (TDM) ermöglicht eine gezieltere Steuerung der Antibiotikawirkspiegel, ist jedoch vor allem für Patienten auf Intensivstation bzw. Sepsispatienten indiziert, da hier eine besondere pharmakokinetische Variabilität vorliegt.

7.4.2 Therapiedauer

Der Beginn einer Antibiotikatherapie sollte bei älteren Menschen möglichst früh nach Diagnosestellung erfolgen, um schwere Verläufe zu vermeiden. Lange Antibiotikatherapien führen zu vermehrten UAW und fördern die Resistenzentwicklung. Für viele Indikationen konnte in Studien der Nachweis der Nicht-Unterlegenheit einer kürzeren Antibiotikatherapie im Vergleich zur längeren Antibiotikatherapie erbracht werden (Yahav et al. 2019). Dies spiegelt sich auch in Leitlinienempfehlungen zu den verschiedenen Infektionskrankheiten wider. Allerdings sollten individuelle Besonderheiten des jeweiligen Patienten berücksichtigt werden, wie die Immunkompetenz und Begleiterkrankungen (▶ Kap. 1.1–1.6). Bei geriatrischen Patienten ist eine generelle Verkürzung der Dauer der Antibiotikatherapie nicht zu empfehlen. Hier ist vielmehr das Monitoring von klinischen Symptomen (z. B. Entfieberung > 48 Stunden) und von Laborparametern entscheidend. Die PCT-gesteuerte Antibiotikatherapie wird auch für ältere Patienten empfohlen: Ein Absinken der PCT-Serumkonzentration um mehr als 80 % des maximal gemessen Wertes bzw. auf < 0,25 ng/ml kann als Indikator für die ausreichende Behandlung einer bakteriellen Infektion gewertet werden (Schuetz et al. 2019; ▶ Kap. 3.3).

Der infektionsverursachende Erreger muss bezüglich der Dauer der Antibiotikatherapie berücksichtigt werden. Beispielsweise bedürfen Infektionen mit *Pseudomonas aeruginosa* und *Acintobacter* sowie *S. aureus*-Bakteriämien (▶ Kap. 13.1) einer ausreichend langen Antibiotikatherpie (De With et al. 2018).

Bei bestimmte Infektionserkrankungen ist eine Langzeit- oder sogar Dauer-Antibiotikatherapie erforderlich, z. B. Endokarditis (▶ Kap. 13.1; ▶ Infobox: Endokarditis), Spondylodiszitis (▶ Kap. 12.1), Knochen- und Gelenkinfektionen (▶ Kap. 12.2). Für Langzeit-Antibiotikatherapien sind die vorherige Erregersicherung zur Sicherstellung einer gezielten Therapie (▶ Kap. 3.4; ▶ Kap. 7.3.2; ▶ Infobox: Blutkulturen) sowie die Wahl eines Antibiotikums mit guter oraler Bioverfügbarkeit (▶ Kap. 7.4.3) besonders entscheidend. Insbesondere bei Langzeit-Antibiotikatherapien wird eine begleitende Probiotikagabe zur Prävention von *C. difficile*-Enteritiden empfohlen (▶ Kap. 4.2.4; ▶ Kap. 10.1).

7.4.3 Applikationsart

Eine orale Antibiotikatherapie ist im Vergleich mit einer parenteralen Antibiotikatherapie mit einer kürzeren Krankenhausverweildauer und einer verbesserten Mobilität des Patienten verbunden. Zudem fehlen bei der oralen Applikationsart infusionsbedingte Risiken, darunter auch Infektionsrisiken. Ein Nachteil oraler im Vergleich zu parenteralen Antibiotikagaben ist allerdings der stärkere Effekt auf das Mikrobiom (▶ Kap. 1.3).

Voraussetzungen für eine orale Antibiotikagabe aufseiten des Patienten sind eine ausreichende und sichere Schluckfähigkeit (ausreichende Vigilanz, fehlende Dysphagie (▶ Kap. 1.6.4) und das Fehlen einer Resorptionsstörung.

Eine weitere Voraussetzung für eine orale Gabe ist die ausreichende orale Bioverfügbarkeit des Antibiotikums. Antibiotika mit guter oraler Bioverfügbarkeit sind z. B. Clindamycin, Cotrimoxazol, Doxycyclin, Fluorchinolone, Linezolid, Metronidazol und Rifampicin. Die orale Therapie mit Cefuroxim sollte vermieden werden, da aufgrund einer geringen Resorptionsrate von etwa 40 % hierbei nur geringe Plasmaspiegel erreicht werden.

Die Möglichkeit einer oralen Antibiotikagabe sollte zu Beginn bzw. im Verlauf der Therapie (Sequenztherapie) geprüft werden (Draenert und Jung 2020). Insbesondere bei erforderlichen Langzeit-Antibiotikatherapien ist die Möglichkeit der oralen Gabe ein wesentlicher Aspekt (▶ Kap. 7.4.2; ▶ Kap. 11.3; ▶ Kap. 12).

Einige Infektionserkrankungen wie z. B. schwere Sepsis (▶ Kap. 13.2), Endokarditis (▶ Kap. 13.1; ▶ Infobox: Endokarditis), Meningitis (▶ Kap. 14) oder *S. aureus*-Bakteriämie (▶ Kap. 13.1) erfordern eine parenterale Antibiotikagabe. Eine orale Antibiotikagabe ist hier ungeeignet.

> **Merke**
>
> **Wichtige Aspekte der Antibiotikatherapie bei geriatrischen Patienten**
>
> - Unnötige Antibiotikatherapien sollten vermieden werden (sorgfältige Indikationsstellung!).

- Bei begründetem Verdacht auf eine Infektionskrankheit sollte möglichst früh eine empirische Antibiotikatherapie begonnen werden.
- Eine Erregersicherung sollte vor Beginn einer Antibiotikatherapie angestrebt werden.
- Bei der Auswahl des Antibiotikums sollten Immunkompetenz, Begleiterkrankungen, Interaktionen mit der bestehenden Medikation sowie das Potenzial für Kollateralschäden beachtet werden.
- Bei Niereninsuffizienz muss die Dosis einiger Antibiotika ab dem zweiten Therapietag reduziert werden, in den ersten 24 Stunden sollte zum Erreichen ausreichender Wirkspiegel die volle Dosis verabreicht werden.
- Bei der Entscheidung über die Therapiedauer sollten klinische Symptome und Laborparameter berücksichtigt werden.

III Ausgewählte Infektionskrankheiten im höheren Lebensalter

Im Folgenden werden hauptsächlich bakterielle Infektionskrankheiten behandelt, die im klinischen Alltag bei älteren Menschen und geriatrischen Patienten besonders häufig sind. Respiratorische Infektionen (▶ Kap. 8), Harnwegsinfektionen (▶ Kap. 9), Haut- und Weichteilinfektionen (▶ Kap. 11) und Gastroenteritiden (▶ Kap. 10) spielen zahlenmäßig die größte Rolle unter den Infektionskrankheiten und müssen beim älteren Menschen immer als Infektfokus in Betracht gezogen werden (Michener et al. 2018; Yoshikawa et al. 2017). Ergänzend werden Knochen- und Gelenkinfektionen (▶ Kap. 12), Blutstrominfektionen (▶ Kap. 13) und ZNS-Infektionen (▶ Kap. 14) mit ihren Besonderheiten beim älteren Menschen behandelt. Dabei ist hier keine umfassende Darstellung der einzelnen Erkrankungen möglich, vielmehr wird der Fokus auf Besonderheiten im höheren Lebensalter gelegt.

8 Respiratorische Infektionen

Pneumonien und Infektionen der unteren Atemwege sind verantwortlich für 50 % der Infektions-bedingten Hospitalisierungen und Todesfälle und eine führende Ursache für Morbidität und Mortalität bei älteren Personen. Bakterielle Pneumonien und Influenza sind unter den zehn häufigsten Todesursachen bei Personen ≥ 65 Jahre (Beckett et al. 2015).

8.1 Bakterielle Pneumonien

Die Inzidenz ambulant erworbener Pneumonien (Community-acquired pneumonia (CAP)) bei Erwachsenen steigt mit zunehmendem Alter deutlich an, die Hospitalierungsrate betroffener Patienten steigt mit zunehmendem Alter und schlechterem funktionellen Status (▶ Kap. 2.1). So ist eine stationär behandlungsbefürftige CAP bei Personen ≥ 75 Jahre etwa 50 Mal häufiger als in der Altersgruppe der 15–20-Jährigen bzw. bei ≥ 65-Jährigen 4–11 Mal häufiger als bei < 65-Jährigen (Ewig et al. 2009; Esme et al. 2019). Pneumonien führen bei älteren Menschen viel häufiger zur stationären Aufnahme als Myokardinfarkte, Schlaganfälle oder osteoporotische Frakturen, der zur Pneumonieprävention betriebene Aufwand ist allerdings im Vergleich gering (Brown et al. 2018).

Die CAP wird als akut vital bedohliche Erkrankung oft unterschätzt. Die Krankenhausletalität der stationär behandlungsbefürftigen CAP liegt in Deutschland insgesamt bei 13 %, bei hochaltrigen und funktionell eingeschränkten Patienten ist sie deutlich höher (▶ Kap. 2.2). In einer Studie des

CAPNETZ (Deutsches Kompetenznetzwerk zur ambulant erworbenen Pneumonie) war die Sterberate von Patienten, die eine Pneumonie im Pflegeheim erworben haben (Nursing home–acquired pneumonia (NHAP)), nach 30 Tagen mit 27 % etwa vier Mal höher als bei den übrigen Patienten mit CAP. Die Parameter Alter, Funktionalität und Komorbiditäten sind dabei entscheidend für die Prognose und damit die Schweregradeinteilung der CAP (Ewig et al. 2016).

Typische Symptome wie Fieber, Schüttelfrost, produktiver Husten, Hals- und Kopfschmerzen, Kurzatmigkeit oder Thoraxschmerz sind bei älteren Menschen seltener oder fehlen. Dies gilt insbesondere für multimorbide und gebrechliche Patienten (▶ Kap. 3.1.1). Unspezifische Symptome wie Appetitlosigkeit, verminderte Nahrungs- und Flüssigkeitsaufnahme, Stürze, Verwirrtheit, Delir (▶ Infobox: Delir) oder Urininkontinenz treten dagegen häufiger auf (Welte 2011; Esme et al. 2019; ▶ Kap. 3.1.2; ▶ Tab. 3.1). Die Diagnosestellung einer Pneumonie erfolgt bei älteren Personen aufgrund der atypischen klinischen Präsentation oft verspätet (▶ Kap. 3.2). Bei etwa einem Drittel der Patienten ist zum Zeitpunkt der Notaufnahme im Krankenhaus bereits eine schwere Sepsis vorhanden. Der möglichst frühe Beginn einer Antibiotikatherapie verbessert die Prognose bei ambulant erworbener Pneumonie, eine frühe Diagnosestellung und ein früher Therapiebeginn sind daher unbedingt anzustreben (Cillóniz et al. 2018).

Ergänzend zu einer sorgfältigen klinischen Untersuchung inklusive Erhebung von Blutdruck, Herzfrequenz und Atemfrequenz sollte bei V. a. eine Pneumonie die Sauerstoffsättigung pulsoxymetrisch gemessen werden (▶ Kap. 3.2). Für die meisten älteren und insbesondere für hochaltrige Patienten ist eine stationäre Behandlung indiziert (▶ Infobox: Empfehlungen zur Einschätzung von Schweregrad und Prognose sowie zur Festlegung des Behandlungssettings bei ambulant erworbener Pneumonie; Ewig et al. 2016).

Infobox: Empfehlungen zur Einschätzung von Schweregrad und Prognose sowie zur Festlegung des Behandlungssettings bei ambulant erworbener Pneumonie (Ewig et al. 2016)

Ein höheres Lebensalter ≥ 65 wirkt sich auf die Schweregradeinschätzung einer ambulant erworbenen Pneumonie und die Prädiktion des

Letalitätsrisikos anhand des CRB-65-Scores aus (1 Punkt). Zusätzlich wird beim CRB-65-Score für das Vorliegen der folgenden Parameter jeweils 1 Punkt vergeben:

- **C**onfusion: neu aufgetretene Verwirrtheit, Vigilanzminderung? → Delir
- **R**espiratory rate: Atemfrequenz $\geq$ 30/min?
- **B**lood pressure: diastolischer Blutdruck $\leq$ 60 mmHg oder systolischer Blutdruck < 90 mmHg?

Der CRB-65-Score soll bei älteren Patienten ergänzt werden durch die Evaluation folgender Parameter:

- Messung der Oxygenierung: Sauerstoffsättigung < 90 %?
- Evaluation des funktionellen Status: Immobilität? Bettlägerigkeit?
- Evaluation potenziell instabiler Komorbidität: Kardiale, zerebrovaskuläre, renale, onkologische, hepatische Erkrankung? Diabetes mellitus?

Auch unabhängig vom kalendarischen Alter sollte eine ambulante Behandlung der CAP nur erfolgen, wenn keines der genannten Kriterien zutrifft. Bei $\geq$ 1 positivem Kriterium wird eine stationäre Behandlung empfohlen, sofern kein palliatives Therapiekonzept bei dem betroffenen Patienten besteht.

Neben den Entzündungsparametern, inklusive Blutbild, Differentialblutbild, CRP und PCT, sollten Elektrolyte, Nierenretentionsparameter und Leberwerte routinemäßig bestimmt werden. CRP-Serumkonzentrationen sind bei älteren Menschen oft niedriger als bei jüngeren Menschen trotz erhöhter Schwere der Erkrankung (van Vught et al. 2014; ▶ Kap. 3.3). PCT ist dem CRP und der Leukozytenzahl bei der Diagnostik einer bakteriellen Pneumonie bei Patienten mit Herzinsuffizienz und kardialer Dekompensation überlegen (Berge et al. 2018). Bei einer peripheren Sauerstoffsättigung < 90 % sollte zusätzlich eine arterielle Blutgasanalyse und eine Laktatbestimmung erfolgen.

Der mikrobielle Erregernachweis gelingt leider nur bei etwa der Hälfte der ambulant erworbenen Pneumonien (Beckett et al. 2015), sollte jedoch immer angestrebt werden. Hierzu wird die Abnahme von Blutkulturen möglichst vor Beginn der Antibiose empfohlen (▶ Infobox: Blutkulturen) und ergänzend die mikroskopische und kulturelle Untersuchung von purulentem Sputum (kein Speichel, nicht aus Oropharynx) oder Trachealsekret. Allerdings ist die Gewinnung von aussagekräftigem Sputum bei älteren Menschen oft schwierig und die Diagnostik häufig nicht verwertbar (▶ Kap. 3.4). Zusätzlich sollten Legionellen- und ggf. Pneumokokken-Antigen im Urin bestimmt werden und je nach epidemiologischer Lage hinsichtlich einer differentialdiagnostisch oder begleitend vorliegenenden viralen Infektion eine Influenza- und SARS-CoV-2-Diagnostik mittels PCR erfolgen (▶ Kap. 6.3; ▶ Kap. 8.3).

Bei Hypoxämie ($SpO_2 < 90\,\%$) sollte eine Röntgenuntersuchung des Thorax durchgeführt werden zum möglichen Nachweis von Infiltraten sowie zum Ausschluss komplizierender Befunde und anderer Ursachen einer Hypoxämie, wie beispielsweise pulmonaler Stauung oder Pleuraergüssen (High et al. 2009; Ewig et al. 2016). Die eindeutige Beurteilung hinsichtlich pneumonischer Infiltrate ist allerdings bei älteren Menschen oft erschwert (▶ Kap. 3.5; ▶ Abb. 3.1 und ▶ Abb. 8.1; ▶ Fallbeispiel: Ambulant erworbene Pneumonie). In manchen Fällen ist zur genaueren Differenzierung eine CT-Untersuchung des Thorax erforderlich (Esme et al. 2019; Yoshikawa et al. 2017).

Für die Prävention der ambulant erworbenen Pneumonie spielen vor allem Impfungen gegen Influenza (▶ Kap. 6.3) und Pneumokokken (▶ Kap. 6.4) eine wesentliche Rolle. Durch diese Impfungen kann das Risiko eines älteren Menschen für eine ambulant erworbenen Pneumonie deutlich reduziert werden. Zudem sind allgemeine Maßnahmen zur Steigerung der Infektionsresistenz des älteren Menschen präventiv wirksam, insbesondere die Vermeidung von Immobilität (▶ Kap. 4.1) sowie die Erkennung und Behandlung von Malnutrition (▶ Kap. 4.2) und Dysphagie (▶ Kap. 4.3).

Eine nosokomiale Pneumonie (Hospital-acquired pneumonia (HAP)) ist definiert als Pneumonie, die nicht Beatmungs-assoziiert ist und > 48 Stunden nach Krankenhausaufnahme bzw. in den ersten Wochen nach Entlassung aus einem Krankenhaus auftritt. Nosokomiale Pneumonien machen fast 20 % der nosokomialen Infektion in Deutschland aus. Sie treten bei älteren Menschen häufiger auf und verlaufen häufiger tödlich als bei jüngeren Menschen. Auch bei nosokomialen Pneumonien wird ein Alter ≥ 65-Jahre mit zur Einschätzung des Schweregrades herangezogen (Dalhoff et al. 2017).

Die Prävalenz beatmungsassoziierter Pneumonien (Ventilator-associated pneumonia (VAP)) ist nicht unterschiedlich in verschiedenen Altersgruppen (45–64, 65–74, ≥ 75 Jahre), aber die Sterblichkeit ist deutlich höher in der Gruppe der alten und sehr alten Patienten (Esme et al. 2019).

Eine Untergruppe von ambulant oder nosokomial erworbenen Pneumonien stellen Aspirationspneumonien dar. Aspirationspneumonien treten häufig infolge von Schluckstörungen auf, deren Prävalenz im höheren Lebensalter und insbesondere bei neurologischen Erkrankungen erhöht ist (▶ Kap. 1.6.4). Nach Aspiration entwickeln bis zu 25 % der Patienten eine bakterielle Pneumonie. Dysphagiediagnostik und -therapie sind ein wesentlicher Aspekt der Prävention von Aspirationspneumonien (▶ Kap. 4.3). Gute Mundhygiene und Vermeidung von Protonenpumpenhemmern und Antipsychotika (▶ Tab. 1.4) senken das Risiko für eine Aspirationspneumonie (Quagliarello et al. 2005; Herzig et al. 2014).

Das zu erwartende Erregerspektrum bestimmt die Empfehlungen für die empirische Antibiotikatherapie bei V. a. Pneumonie. Das Erregerspektrum ambulant erworbener Pneumonien umfasst u. a. *S. pneumoniae*, *H. influenzae*, Enterobakterien und *Pseudomonas aeruginosa*, wobei *S. pneumoniae* der führende Keim ist. *H. influenza*-Pneumonien bei älteren und immunsupprimierten Personen sind seit der flächendeckenden Einführung der Impfung bei Säuglingen deutlich zurückgegangen. Bei nosokomialen Pneumonien sind insbesondere individuelle Risikofaktoren für MRE, z. B. antimikrobielle Therapie in den letzten drei Monaten, Hospitalisierung ≥ 5 Tage, Kolonisation durch MRGN oder MRSA, sowie die lokale Resistenzlage zu berücksichtigen. Zusätzliche Risikofaktoren für eine Pneumonie durch *Pseudomonas aeruginosa* sind strukturelle Lungenerkrankungen (fortgeschrittene COPD (▶ Kap. 8.4), Bronchiektasen) und eine bekannte Kolonisation durch *P. aeruginosa*.

Bei mittelschweren ambulant erworbenen Pneumonien und nosokomialen Pneumonien ohne MRE-Risiko wird primär eine Therapie mit Ampicillin/Sulbactam i. v. empfohlen, bei schwerer ambulant erworbener

Pneumonie oder nosokomialer Pneumonie mit MRE-Risiko eine Therapie mit Piperacillin/Tazobactam. Bei möglichem Vorliegen einer atypischen Pneumonie, insbesondere bei DD Legionellenpneumonie, ist intial die zusätzliche Gabe eines Makrolids indiziert (aufgrund der geringeren UAW bei älteren Menschen am besten Azithromycin) (Bodmann et al. 2019). Nach Erregerisolation bzw. nach klinischer Stabilisierung sollte eine Deeskalation erfolgen, ggf. in Form einer oralen Sequenztherapie. Bei älteren Menschen sollte die Antibiotikatherapie nicht automatisch nach 5–7 Tagen beendet, sondern bis mindestens 48–72 Stunden nach klinischer Besserung mit Entfieberung durchgeführt werden. Der Verlauf von Entzündungsparametern wie CRP und PCT ist hilfreich bei der Steuerung der Antibiotikatherapie (▶ Kap. 7.4.2). Eine Pneumonie durch *P. aeruginosa* erfordert eine längere Therapiedauer von 8–15 Tagen mit Piperacillin/Tazobactam oder alternativ Meropenem.

Fallbeispiel: Ambulant erworbene Pneumonie

Die 89-jährige Frau A.-P. wird nach einem Sturz im Pflegeheim vom Rettungsdienst ins Krankenhaus gebracht. Sie ist seit mehreren Jahren an einer Demenz erkrankt (a. e. leichte bis mittelschwere Alzheimer-Demenz) und präsentiert sich in der Notaufnahme vollkommen desorientiert. Nach Angaben der Tochter sei sie bis vor kurzem am Rollator selbständig mobil gewesen, vor drei Tagen sei es allerdings zu einer deutlichen Verschlechterung der Mobilität und zu mehreren Stürzen gekommen. Frau A.-P. habe nach Angaben des Pflegepersonals noch weniger gegessen und getrunken als üblich. An Vorerkrankungen können neben der Demenz eine arterielle Hypertonie, eine leichtgradige Herzinsuffizienz, eine chronische Niereninsuffizienz und eine Coxarthrose links eruiert werden. Klinische oder radiologische Hinweise für Frakturen infolge der wiederholten Stürze finden sich nicht.

Neben den kongitiven Einschränkungen fällt bei Frau A.-P. ein deutlich reduzierter Ernährungszustand (BMI 17 kg/m^2) auf, die Patientin wirkt exsikkiert. Auskultatorisch zeigen sich rechts basal betonte Rasselgeräusche, Husten besteht nicht. Der Blutdruck liegt bei 100/65 mmHg, die Herzfrequenz ist mit 105/min leicht erhöht, die Atemfrequenz beträgt 28/min, die periphere Sauerstoffsättigung ohne Sauerstoff liegt bei 85 %. Die aurikulär gemessene Temperatur beträgt 37,5° C. Laborchemisch zeigen sich eine Leukozytose von 11,7/nl (Normbereich: 4–10/nl) und ein auf 35,8 mg/l erhöhtes CRP (Normbereich: < 5 mg/l). Das PCT liegt bei 0,4 ng/ml (< 0.5 ng/ml). Im Urinstatus zeigt sich eine leichte Leukozyturie (25/µl) ohne Nitrit. Abbildung 8.1 zeigt das Röntgenbild des Thorax. Blutkulturen werden abgenommen, der Versuch der Gewinnung von aussagekräftigem Sputum scheitert.

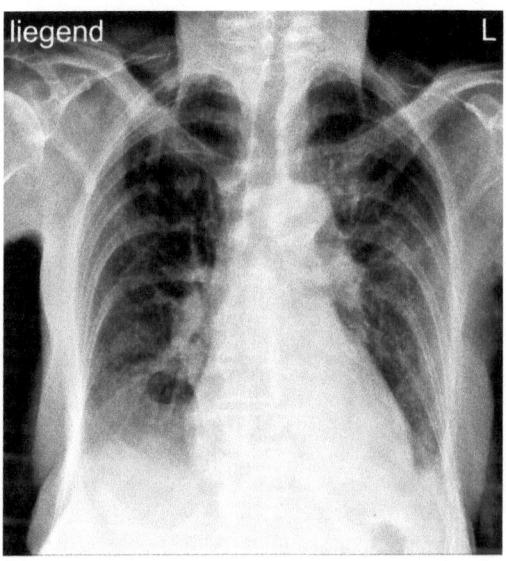

Abb. 8.1: Röntgenuntersuchung des Thorax der 89-jährigen Patientin. Trotz fehlender konfluierender Veränderungen der Lunge können entzündliche Infiltrate nicht ausgeschlossen werden.

Bei leicht erhöhten Entzündungsparametern, subfebrilen Temperaturen, Hypoxämie, leichter Tachypnoe sowie zusätzlich Verschlechterung von Kognition, Mobilität und Nahrungsaufnahme als unspezifische Zeichen einer Infektionskrankheit wird der V. a. eine CAP (bzw. NHAP) gestellt. Es erfolgt die stationäre Aufnahme und der Beginn einer parenteralen Antibiotikatherapie mit Piperacillin/Tazobactam. Das CRP steigt initial auf über 100 mg/l an, fällt dann aber im Verlauf auf fast normalisierte Werte ab. Ein Erregernachweis in der Blutkultur gelingt nicht. Die Antibiotikatherapie wird nach acht Tagen beendet.

Aufgrund der Malnutrition erfolgt eine proteinreiche und hochkalorische Nahrungsergänzung, zusätzlich die Substitution von Vitamin D. Im logopädischen Assessment fällt eine Dysphagie auf. Zur Vermeidung von Aspirationen erfolgt die Anpassung der Nahrungskonsistenz, Essen erfolgt unter Aufsicht und nur in aufrechter Sitzposition bei ausreichender Vigilanz.

Es erfolgt bereits initial regelmäßig Physiotherapie zur Mobilisierung und zur Gangschule. Gegen Ende des dreiwöchigen Aufenthaltes in der Geriatrie ist die Patientin in der Lage, für längere Zeit im Pflegerollstuhl zu sitzen und mit einer Hilfsperson wenige Meter am Rollator zu gehen. Sie erreicht bis zur Entlassung aber nicht ihren vor der Pneumonie bestehenden Mobilitäts- und Kogntitionsstatus.

8.2 Virale respiratorische Infektionen und Pneumonien

Ein großer Teil respiratorischer Infektionen und auch Pneumonien wird durch Viren verursacht, auch viral-bakterielle Mischinfektionen sind häufig. Besonders ältere und immunsupprimierte Personen sind durch schwere virale respiratorsiche Infektionen gefährdet. Verschiedene respiratorischen Viren spielen eine Rolle, vor allem Respiratory Syncytial Virus (RSV), Rhino-, Corona- und Adenoviren, das humane Metapneumovirus (HMPV) sowie Influenzaviren.

Die Influenzainfektion und die Möglichkeiten ihrer Prävention und Therapie werden ausführlich in Kapitel 6.3 (▶ Kap. 6.3) besprochen. RSV kann nicht nur bei Kindern, sondern auch bei Erwachsenen aller Altersgruppen respiratorische Infekte und Pneumonien verursachen. Diese können insbesondere bei älteren Menschen und Menschen mit einer eingeschränkten Immunabwehr besonders schwer verlaufen und eine ähnlich hohe Sterblichkeit wie Influenzainfektionen hervorrufen (Dandachi und Rodriguez-Barradas 2018).

Grippale Infekte durch andere Viren (Influenza-like Illness (ILI)) unterscheiden sich von der Influenza durch einen langsameren Beginn, subfebrile Temperaturen und das Fehlen eines schweren Krankheitsgefühls. Sie betreffen vor allem die oberen Atemwege, nur selten kommt es zu sekundären Komplikationen mit Affektion der tiefen Atemwege. Klinisch finden sich häufig ein Rachenexanthem, eine Rhinitis und Konjunktivitis. Der Verlauf ist in der Regel kurz und auch bei älteren Personen meist ohne schwere Komplikationen. Eine Erregerdiagnostik oder spezifische Therapie ist nicht erforderlich (Lübbert et al. 2003).

Besondere Aufmerksamkeit erlangen allerdings in den letzten Jahren neu auftretende virale respiratorische Erreger als Auslöser von Epidemien oder gar Pandemien, wie z. B. SARS-CoV 2002/2003, MERS-CoV 2012 und SARS-CoV-2 2019 (▶ Kap. 8.3).

Patienten mit unkomplizierten oberen Atemwegsinfektionen inklusive Bronchitis sollen nicht mit Antibiotika behandelt werden, da der Einsatz von Antibiotika bei diesen überwiegend viral verursachten Infektionen keinen Nutzen für den Patienten bringt (Draenert und Jung 2020; ▶ Kap. 7.2).

8.3 Exkurs: SARS-CoV-2 und COVID-19

Die Pandemie durch das Severe Acute Respiratory Syndrome-Coronavirus-2 (SARS-CoV-2), die Ende 2019 von der chinesischen Provinz Wuhan ihren Ausgang nahm, hatte und hat immense Auswirkungen auf die gesamte Gesellschaft und insbesondere auf das Leben älterer Menschen. Die Wahrnehmung von Infektionskrankheiten als globale Bedrohung und die Betrachtung älterer Menschen als eine besonders vulnerable Gruppe wurde ins allgemeine Interesse und den gesellschaftlichen Fokus gerückt. Obgleich die durch SARS-CoV-2 ausgelöste Coronavirus Disease-2019

(COVID-19) keine rein respiratorische Erkrankung ist, wird sie aufgrund ihrer oft führend respiratorischen Symptomatik an dieser Stelle behandelt.

Ältere Menschen sind von der SARS-CoV-2-Pandemie in mehrfacher Hinsicht negativ betroffen: schwererer Erkrankungsverlauf, höhere Sterblichkeit, psychische und körperliche Folgen von Isolation, schlechtere Behandlung anderer akuter und chronischer Erkrankungen durch eingeschränkte Nutzung bzw. Resourcen des Gesundheitssystems, Verschlechterung von Funktionalität, Mobilität und Kognition durch eingeschränkte soziale Aktivitäten und eingeschränkte therapeutische Angebote.

Anhand von COVID-19 zeigen sich sehr eindrücklich viele der in Kapitel 2 und 3 beschriebenen Besonderheiten von Infektionskrankskrankheiten im höheren Lebensalter. Ältere Menschen mit SARS-CoV-2-Infektion zeigen weniger typische und häufiger unspezifische Symptome (▶ Kap. 3.1), was zu einer erschwerten und oft verzögerten Diagnosestellung führt (▶ Kap. 3.2) und insbesondere im Hinblick auf die Ausbreitung des Virus sehr problematisch ist. In einem englischen Pflegeheim waren mehr als ein Drittel der positiv auf SARS-CoV-2 getesteten Bewohner völlig asymptomatisch, etwa ein Drittel (30 %) der symptomatischen Bewohner zeigten lediglich unspezifische Symptome wie verminderte Nahrungsaufnahme, Verwirrtheit oder Verhaltensänderungen, jedoch kein Fieber, Husten oder Dyspnoe (▶ Kap. 3.1). Verminderte Nahrungsaufnahme zeigte dabei eine etwa gleich starke Korrelation mit einem positiven SARS-CoV-2-Test wie Husten und/oder Dyspnoe, Fieber korrelierte nicht mit einem positiven SARS-CoV-2-Test (Graham et al. 2020). Auch in anderen Studien waren Delir (▶ Kap. 2.3; ▶ Infobox: Delir) und/oder Verschlechterung der Mobilität bzw. Stürze (▶ Kap. 2.4) erste und oft einzige klinische Zeichen einer COVID-19. Bei älteren Menschen mit diesen unspezifischen Symptomen sollte während der Pandemie COVID-19 in die Differentialdiagnosen mit einbezogen werden und eine schnelle Diagnostik hinsichtlich SARS-CoV-2 erfolgen.

Das Risiko für einen schwereren Verlauf von COVID-19 steigt bereits ab einem Alter von 50–60 Jahren mit zunehmendem Alter stetig an (▶ Kap. 2.2). Zudem sind von Vorerkrankungen mit höherer Prävalenz bei älteren Menschen, u. a. Hypertonus, koronare Herzkrankheit, Herzinsuffizienz, chronische Lungenerkrankungen, chronische Nierenerkrankungen, Diabetes mellitus und auch maligne Erkrankungen, mit einem schwereren Verlauf assoziiert. Studien an älteren Patientenkollektiven zeigen, dass das Vorliegen von Frailty (Gebrechlichkeit; ▶ Kap. 1.6) und damit eines eingeschränkten funktionellen Status einen schweren Krankheitsverlauf besser vorhersagt als hohes Alter und bestehende Vorerkrankungen. Die Erfassung und Einschätzung der Frailty ist deshalb auch für die Therapieplanung wesentlich, insbesondere bei Entscheidungen hinsichtlich einer intensivmedizinischen oder palliativmedizinischen Behandlung. Die Deutsche Gesellschaft für Geriatrie empfiehlt hierzu die Clinical Frailty Scale (CFS).

Ein deutlicher Anstieg der Letalität der COVID-19 mit zunehmendem Lebensalter wurde in verschiedenen Ländern beobachtet, wenn auch in unterschiedlich starker Ausprägung (Goldstein und Lee 2020). In Deutschland zeigte sich im Rahmen der ersten Welle der SARS-CoV-2-Pandemie von Februar bis April 2020, während der die Krankenhaus- und Intensivstationskapazitäten nicht überlastetet waren, bei stationär behandelten COVID-19-Patienten ein deutlicher Anstieg der Sterblichkeit mit zunehmendem Alter bei nicht-beatmeten Patienten (0,7 % bei den 18–59-Jährigen, 5,4 % bei den 60–69-Jährigen, 14,6 % bei den 70–79-Jährigen und 33,8 % bei den ≥ 80-Jährigen) und beatmeten Patienten (27,7 % bei den 18–59-Jährigen, 45,5 % bei den 60–69-Jährigen, 62,6 % bei den 70–79-Jährigen und 72,2 % bei den ≥ 80-Jährigen) (Karagiannidis et al. 2020). Bis August 2020 waren in Deutschland nur 17 % der an COVID-19 Erkrankten, aber 86 % der an COVID-19 Verstorbenen ≥ 70 Jahre alt. Der Altersmedian der Erkrankten lag zu diesem Zeitpunkt bei 49 Jahren, der Altersmedian der Verstorbenen dagegen bei 82 Jahren.

Komplikationen im Rahmen schwerer COVID-19-Verläufe können neben respiratorischer, kardialer und renaler Insuffizienz und bakteriellen Superinfektionen vor allem auch Myokardinfarkte, Schlaganfälle, thrombembolische Ereignisse und Autoimmungeschehen sein. Wahrscheinlich trägt insbesondere die Ausschüttung proinflammatorischer Zytokine im Rahmen der Infektion zur Verschlechterung der Kognition (Delir; ▶ Kap. 2.3; ▶ Infobox: Delir) und der Muskelfunktion (Sarkopenie; ▶ Kap. 1.6.2) bei (▶ Kap. 2.4). Überlebende einer schweren COVID-19 leiden häufig noch Wochen bis Monate unter Belastungdyspnoe, Fatigue, Muskel- und Gelenkschmerzen, Muskelschwäche, Stürzen und Verwirrtheit (»long COVID«)

(Carfì et al. 2020). Erste Auswertungen der »COVID-OLD French National Study« zeigen bei COVID-19-Patienten ≥ 70 Jahre eine deutliche und progrediente Verschlechterung des funktionellen Status über einen Zeitraum von drei Monaten. Physiotherapeutische und andere rehabilitative Maßnahmen (▶ Kap. 4.1) zum Erhalt bzw. Wiedererlangung der Mobilität und Funktionalität sind daher insbesondere für ältere Menschen während und nach einer COVID-19 prognostisch entscheidend (Iannoccone et al. 2020).

In der S3-Leitlinie »Empfehlungen zur stationären Therapie von Patienten mit COVID-19« (Stand 23.2.2021) wird als einzige wirksame medikamentöse Therapie bei moderater bis schwerer COVID-19 (hospitalisierte Patienten) mit ausreichender Sicherheit nur Dexamethason empfohlen. Der Einsatz von Dexamethason senkt die Sterblichkeit bei sauerstoffpflichtigen und beatmeten Patienten. Andere immunmodulatorische Therapien oder antivirale Substanzen werden in dieser Leitlinie nicht empfohlen, sind aber in Entwicklung bzw. werden evaluiert (Kluge et al. 2021). Die Prognose der Erkrankung kann zudem durch allgemeine Maßnahmen, Sauerstoffgabe, Thromboembolieprophylaxe/Antikoagulation sowie Intensivbehandlung mit oder ohne Beatmung verbessert werden (Kluge et al. 2021).

Impfstoffe gegen COVID-19, die auch bei älteren Menschen eine gute Wirksamkeit zeigen, stehen in Deutschland seit Ende 2020 zur Verfügung (▶ Kap. 6.6.1). Empfohlene Impfungen gegen andere respiratorische Infektionen (Influenza, Pneumokokken, Pertussis) sollten insbesondere auch während der SARS-CoV-2-Pandemie durchgeführt werden (▶ Kap. 6.1; ▶ Kap. 6.2), sowohl zum individuellen Schutz als auch zur Entlastung des Gesundheitssystems.

Der Schutz vor einer SARS-CoV-2-Exposition ist neben der Impfung zentraler Bestandteil der Prävention (▶ Kap. 5.2) und bleibt insbesondere für Ungeimpfte oder bei Auftreten von Virusmutationen essenziell. Durch strenges Einhalten von Verhaltens- und Hygienemaßnahmen sowie Kontaktbeschränkungen können Infektionen älterer Menschen mit dem hochkontagiösen SARS-CoV-2 vermindert werden. Im Rahmen der strengen Corona-Schutzmaßnahmen ist in der Saison 2019/2020 auch die Anzahl der Influenzainfektionen zurückgegangen. Nach Identifizierung einer mit SARS-CoV-2 infizierten Person müssen umgehend Isolationsmaßnahmen eingeleitet und Kontaktpersonen ermittelt werden, um die Ausbreitung des Virus zu vermeiden (▶ Kap. 5.2).

Allerdings sind insbesondere länger andauernde strenge Kontaktbeschränkungen und Isolation bei älteren Menschen mit nicht zu unterschätzenden Kollateralschäden und Gefahren verbunden, u. a. mit dem vermehrten Auftreten von Depression, Stress, Angstzuständen und Schlafstörungen (Rohr et al. 2020), Verminderung der Lebensqualität, Verschlechterung von Kognition und funktionellem Status (▶ Kap. 5.3; ▶ Infobox: Gefahren von Isolationsmaßnahmen bei älteren Menschen). Dies wurde bereits während der ersten SARS-CoV-2-Infektionswelle in Deutschland und anderen Ländern deutlich (Palmer et al. 2020).

Die während der Pandemie beobachtete verminderte Inanspruchnahme des Gesundheitssystems bei anderen akuten Erkrankungen (z. B. Myokardinfarkten und Schlaganfällen) und auch chronischen Erkrankungen und die phasenweise auch eingeschränkt verfügbare medizinische Versorgung im Rahmen der Pandemie hat besondere Auswirkungen bei älteren Menschen und geht mit einer erhöhten Mortalität einher (indirekte Sterblichkeit durch COVID-19). Auch eingeschränkte Angebote und Möglichkeiten z. B. für Physio- und Ergotherapie, zur Freizeitgestaltung, für soziale Aktivitäten und körperliche Bewegung machen sich bei vielen älteren Menschen durch Verschlechterung ihres funktionellen Status bemerkbar. Die WHO weist auf die dringende Notwendigkeit hin, auch unter Pandemiebedingungen Möglichkeiten zu schaffen, gesundes Altern zu fördern.

Pflegeheime und geriatrische Kliniken stehen im Umgang mit der SARS-CoV-2-Pandemie vor der besonderen Herausforderung und fast unlösbaren Aufgabe, einen ausreichenden Schutz der vulnerablen älteren Menschen zu gewährleisten, ohne sie durch die beschriebenen Kollateralschäden strenger Isolationsmaßnahmen und Kontaktbeschränkungen zu gefährden. Der vermehrte Einsatz von Videotelefonie und sozialen Medien zum Aufrechterhalten des Kontakts zu Angehörigen und Bezugspersonen, Verbesserung der Personalschlüssel des Pflegepersonals und vermehrte Schnelltests zum Ermöglichen von Besuchen sind Ansatzpunkte, um dieses Dilemma zu lösen.

Das Wissen über SARS-CoV-2 und COVID-19 entwickelt sich durch klinische Erfahrungen und massive Forschungsaktivität stetig weiter.

Aktualisierte Daten zu SARS-CoV-2 und COVID-19 finden sich u. a. auf den Internetseiten des RKI (www.rki.de).

8.4 Infektexazerbationen bei COPD

Die Prävalenz chronisch obstruktiver Lungenerkrankungen (COPD) steigt mit zunehmendem Lebensalter. Akute Verschlechterungen (Exerbationen) der respiratorischen Symptomatik bei bekannter COPD (AECOPD), die eine über die tägliche Basistherapie hinausgehende Intensivierung der Behandlung erfordern, werden zu etwa 50 % durch Infektionserreger ausgelöst. Dabei handelt es sich überwiegend um respiratorische Viren, aber auch um bakterielle Erreger. Bei Patienten mit schwerer COPD muss an *Pseudomonas aeruginosa* gedacht werden (▶ Kap. 8.1).

Leitsymptome der AECOPD sind zunehmende Atemnot, vermehrter Husten, Zunahme von Sputummenge und/oder Viskosität und thorakales Engegefühl. Unspezifische Zeichen sind leichtere Ermüdbarkeit, Schlafstörungen, Depressionen bzw. Bewusstseinstrübungen bis hin zum Koma (CO_2-Narkose). Es ist insbesondere bei älteren Menschen oft schwierig, zwischen einer viral und einer bakteriell induzierten AECOPD zu unterscheiden. Zunehmende Sputumpurulenz spricht für eine bakterielle Infektion und den Beginn einer Antibiotikatherapie. Die Bestimmung des Procalcitonins (PCT) im Serum kann hilfreich sein: ein PCT-Wert von < 0,1 ng/ml spricht gegen eine bakterielle Infektion und für den Verzicht auf eine antimikrobielle Therapie (Bodmann et al. 2019; ▶ Kap. 3.3; ▶ Kap. 7.2).

> **Tipps für die Praxis**
>
> - Eine bakterielle Pneumonie bei hochaltrigen und funktionell eingeschränkten Patienten ist ein medizinischer Notfall und geht mit einer hohen Letaliät einer.

- Bei Personen ≥ 65 Jahre mit ambulant erworbener Pneumonie ist meistens eine stationäre Behandlung und eine parenterale Antibiotikatherapie indiziert.
- Bei rein viralen respiratorischen Infektionen ist eine Antibiotikatherapie nicht sinnvoll.
- Erkennung und Behandlung der Malnutrition, Mobilisierung und körperliche Bewegung sind wesentliche Aspekte der Prävention und Therapie respiratorischer Infektionen.
- Dysphagiescreening und -behandlung sind zur Prävention von Aspirationspneumonien essenziell.
- Empfohlene Impfungen zur Prävention respiratorischer Infektionen sollten bei allen älteren Menschen durchgeführt werden.

9 Harnwegsinfektionen

Harnwegsinfektionen sind nach Pneumonien die zweithäufigsten Infektionserkrankungen, die zur Hospitalisierung älterer Menschen führen, und der häufigste Grund für eine antibiotische Behandlung bei Heimbewohnern (Schmiemann et al. 2018). Das klinische Spektrum von Harnwegsinfektionen ist breit, es reicht von asymptomatischen Bakteriurien (▶ Infobox: Asymptomatische Bakteriurie) über unkomplizierte und komplizierte Zystitiden und Pyelonephritiden bis hin zur lebensbedrohlichen Uroseptitiden, die etwa 30 % aller Septitiden bei $\geq$ 65-Jährigen ausmachen.

9.1 Zystitis und Pyelonephritis

Das häufigere Auftreten von Harnwegsinfektionen bei älteren Menschen erklärt sich u. a. durch die höhere Prävalenz entsprechender Risikofaktoren in dieser Altersgruppe. Blasenentleerungsstörungen neurogener Genese oder bei Obstruktion, Niereninsuffizienz und Diabetes mellitus sind bei älteren Menschen häufiger als bei jüngeren Menschen (▶ Kap. 1.2 und ▶ Kap. 1.4). Diese Risikofaktoren sind auch gleichzeitig die Kriterien für die Definition eines komplizierten Harnwegsinfekts (Ternes und Wagenlehner 2020). Einliegendes Fremdmaterial in den ableitenden Harnwegen, wie z. B. Ureterschienen oder Blasenkatheter, ist mit einem besonders großen Risiko für Harnwegsinfekte verbunden (▶ Kap. 1.7.2; ▶ Kap. 9.2).

Typische Symptome einer Zystitis sind Dysurie, vermehrte Frequenz der Blasenentleerung (Pollakisurie), Makrohämaturie, suprapubischer Schmerz, neues Auftreten bzw. Verschlechterung einer Urininkontinenz oder ein Harnverhalt. Bei Vorliegen einer deutlich selteneren und schwereren Pyelonephritis mit Beteiligung des Nierenparenchyms kann es zu Fieber, Schüttelfrost, Schmerzen im Nierenlager und Rücken, Übelkeit und Erbrechen kommen. All diese Symptome sind allerdings bei älteren Menschen seltener und geringer ausgeprägt (▸ Kap. 3.1.1), sodass die Diagnosestellung eines Harnwegsinfekts erschwert ist (Ashraf et al. 2020; ▸ Kap. 3.2). Bei geriatrischen Patienten sollte ein Harnwegsinfekt als Ursache von Fieber und/oder unspezifischer Symptome, z. B. Verschlechterung der Kognition und der Mobilität oder rezidivierende Stürze (▸ Kap. 3.1.2), auch ohne Vorliegen der oben genannten typischen Symptome immer in Betracht gezogen werden.

Zur Diagnose eines Harnwegsinfekts ist neben klinischen Symptomen der Nachweis von Bakterien und Leukozyten im Urin erforderlich. Diese Parameter können im Rahmen des Urinstatus u. a. mithilfe von Teststreifen (U-Stix) ermittelt werden. Diese Diagnostik sollte niederschwellig bei typischen oder atypischen klinischen Symptomen erfolgen, jedoch nicht als Screeninguntersuchung bei asymptomatischen Personen. Eine Leukozyturie ist kein beweisender Parameter für das Vorliegen einer Infektion, bei positivem Teststreifen sollte eine Urinkultur ergänzt werden. Eine positive Urinkultur muss allerdings sorgfältig in ihrer Bedeutung abgewogen werden, da asymptomatische Bakteriurien (▸ Infobox: Asymptomatische Bakteriurie) häufig sind und Kontaminationen infolge fehlerhafter Materialgewinnung bei älteren Menschen verstärkt auftreten können (▸ Kap. 3.4).

Bei symptomatischen Bakteriurien sollte möglichst früh eine Antibiotikatherapie eingeleitet werden, um ein Fortschreiten der Infektion bis hin zu einer Pyelonephritis oder gar Sepsis zu vermeiden (Schmiemann et al. 2018) und negative Auswirkungen auf die Funktionalität des Patienten zu minimieren (▸ Kap. 2.4). Der verspätete Beginn bzw. der Verzicht auf eine Antibiotikatherapie bei älteren Menschen mit Harnwegsinfekt ist mit einer Zunahme von Blutstrominfektionen und erhöhter Sterblichkeit assoziiert (Gharbi et al. 2019).

Andererseits sollte eine antibiotische Therapie asymptomatischer Bakteriurien vermieden werden (▸ Infobox: Asymptomatische Bakteriurie; ▸ Kap. 7.1; ▸ Kap. 7.2), um Kollateralschäden zu vermeiden (▸ Kap. 7.3.3–

7.3.5). Unspezifische Symptome wie Delir und Symptome wie Urininkontinenz können verschiedenste Ursachen haben und sollten nicht zwingend einem Harnwegsinfekt zugeschrieben werden, um nicht erforderliche Antibiotikagaben zu vermeiden (▶ Kap. 3.2). Weder ein positiver Streifentest noch eine positive Urinkultur allein sind ausreichend, um einen Harnwegsinfekt zu diagnostizieren. Sind allerdings bei einer Teststreifenuntersuchung Nitrit und Leukozytenesterase negativ, so sind eine Bakteriurie und ein Harnwegsinfekt weitgehend ausgeschlossen.

> **Infobox: Asymptomatische Bakteriurie**
>
> Eine asymptomatische Bakteriurie ist definiert als Nachweis von uropathogenen Bakterien in einer Konzentration von $> 10^5$ CFU/ml im Mittelstrahlurin ohne klinische Symptome einer Harnwegsinfektion (bei Frauen in zwei Urinproben, bei Männern in einer Probe; bei Gewinnung des Urins mit Katheter und einer Bakterienspezies ist eine Konzentration von $> 10^2$ CFU/ml ausreichend). Bei jungen Menschen findet man nur selten eine asymptomatische Bakteriurie (Frauen 5–6 %, Männer deutlich seltener). Bei älteren und hochaltrigen Menschen, die im eigenen häuslichen Umfeld leben, liegt eine asymptomatische Bakteriurie bei 5–10 % der Männer und 10–20 % der Frauen vor, bei Pflegeheimbewohnern und älteren Menschen mit funktionellen Einschränkungen und chronischer Inkontinenz kann die Prävalenz über 40 % betragen (Esme et al. 2019). Das Vorhandensein eines Harnwegskatheters erhöht das Risiko für eine Bakteriurie um 3–10 % für jeden Tag der Liegedauer des Katheters (Ternes und Wagenlehner 2020), bei Personen mit länger liegendem Blasenkatheter liegt daher fast immer eine Bakteriurie vor (▶ Kap. 1.7.2; ▶ Kap. 9.2).
>
> Eine asymptomatische Bakteriurie hat keinen Krankheitswert und sollte bei Patienten im höheren Lebensalter nur im Rahmen urologischer Eingriffe mit Schleimhautverletzung antibiotisch behandelt werden. Eine Antibiotikatherapie verhindert auch nicht das Auftreten einer symptomatischen Harnwegsinfektion, geht allerdings mit unerwünschten Nebenwirkungen und Kollateralschäden einher (Draenert und Jung 2020). Aufgrund der oft schwierigen Unterscheidung zwischen asym-

> ptomatischer Bakteriurie und symptomatischem Harnwegsinfekt erfolgt bei älteren Menschen häufig eine inadäquate antibiotische Therapie von eigentlich asymptomatischen Bakteriurien (▸ Kap. 7.2).

Die Unterscheidung zwischen asymptomatischer Bakteriurie und symptomatischem Harnwegsinfekt ist bei älteren Menschen aufgrund häufig fehlender typischer, dafür aber oft unspezifischer Symptome erschwert (▸ Kap. 3.1; ▸ Kap. 3.2) (Cortes-Penfield et al. 2017). Ergänzende laborchemische Diagnostik, inklusive Blutbild, Differential-Blutbild, CRP und PCT, ist sinnvoll zum Ausschluss oder Nachweis einer systemischen Entzündungsreaktion und kann bei der Indikationsstellung für eine Antibiotikatherapie helfen (▸ Kap. 3.3).

Die Kriterien eines unkomplizierten Harnwegsinfekts – ambulant erworben, ohne relevante funktionelle oder anatomische Anomalien, ohne relevante Nierenfunktionsstörung oder weitere relevante Begleiterkrankungen – sind bei geriatrischen Patienten selten erfüllt. Nach der in den Europäischen Leitlinien empfohlenen Schweregrad-Einteilung basierend auf Risikofaktoren (ORENUC) liegen bei älteren Menschen in der Regel komplizierte Harnwegsinfektionen vor (Ternes und Wagenlehner 2020).

Häufigster Erreger ist mit Abstand *E. coli*, gefolgt von *Proteus mirabilis*, *Staphylococcus saprophyticus* und *Klebsiella pneumoniae*. Auch Enterokokken und *Pseudomonas aeruginosa* müssen in Betracht gezogen werden.

Bei V. a. eine Harnwegsinfektion bei älteren Menschen sollten zur Erregerisolation unbedingt Urin- (und Blutkulturen) abgenommen werden (▸ Kap. 3.4). Eine kalkulierte Antibiotikatherapie sollte zeitnah begonnen werden. Zur Therapie von Infektionen des Harntraktes sollte ein Antibiotikum mit einer ausreichenden renalen Elimination verwendet werden. Chinolone sollten aufgrund ihrer UAW und ihrer häufigen Kollateralschäden, insbesondere bei älteren Menschen, möglichst selten verordnet werden (▸ Kap. 7.3.3–7.3.5). Für Aminopenicilline ist die Resistenzlage des häufigsten Erregers *E. coli* schlecht. Fosfomycin, Nitrofurantoin (▸ Kap. 7.3.3) und Pivmecillinam werden nur für unkomplizierte Harnwegsinfektionen empfohlen und sind daher bei älteren Menschen häufig nicht geeignet. Für die kalkulierte Therapie kann daher je nach regionaler Resistenzlage eher ein Cephalosporin empfohlen werden. Nach

Erhalt des Antibiogramms sollte eine möglichst schnelle Deeskalation auf ein Antibiotikum mit möglichst schmalem Wirkspektrum und geringen UAW und Kollateralschäden durchgeführt werden (▶ Kap. 7.3).

Bei zu Hause lebenden älteren Frauen hat eine Kurzzeittherapie (3–6 Tage) gegenüber einer Langzeittherapie (7–14 Tage) keine Nachteile, UAW nehmen bei längerer Therapie jedoch zu. Für ältere Frauen, die in Heimen oder anderen betreuten Einrichtungen leben, gibt es diesbezüglich keine Evidenz. Möglicherweise ist in dieser Gruppe eine eher längere Therapiedauer sinnvoll (▶ Kap. 7.4.2).

9.2 Harnwegsinfektionen bei liegendem Blasenkatheter

Harnblasenkatheter finden sich häufiger bei funktionell eingeschränkten Personen. Bei liegendem Blasenkatheter ist die Inzidenz von Harnwegsinfekten deutlich erhöht. Katheterassoziierte Harnwegsinfektionen (CA-UTI) sind der Hauptgrund für eine sekundäre nosokomiale Bakteriämie (▶ Kap. 13.1), die mit einer hohen Sterblichkeit assoziiert ist (▶ Kap. 1.7.2).

Patienten mit einliegenden Blasenkathetern bemerken oft keine typischen Zeichen einer Harnwegsinfektion (▶ Kap. 3.1.1). Bei 2/3 aller Patienten mit liegendem Blasenkatheter ist Fieber auf einen Harnwegsinfekt zurückzuführen. Urin- und Blutkulturen sollten sofort gewonnen werden, wenn Patienten mit liegendem Blasenkatheter Fieber oder unspezifische Zeichen einer Infektion entwickeln, möglichst vor Beginn einer Antibiotikatherapie. Die Gewinnung von Urin zur Kultivierung sollte möglichst nach Entfernung oder Wechsel des Katheters erfolgen (▶ Kap. 3.4).

Häufige Erreger sind *E. coli*, Candida species und Enterokokken, aber auch *Pseudomonas aeruginosa* und ESBL-bildende Enterobakterien müssen in Betracht gezogen werden (Cortes-Penfield et al. 2017). Hier empfiehlt sich eine frühe kalkulierte Antibiotikatherapie mit Ceftazidim, Piperacillin/Tazobactam oder Meropenem und die zeitnahe Anpassung der Therapie nach Erhalt des Antibiogramms (▶ Kap. 7.3.2) (Deeskalation). Die Antibiotikatherapie sollte bis 3–4 Tage nach Abklingen des Fiebers und für mindestens sieben Tage durchgeführt werden (Schmiemann et al. 2018; ▶ Kap. 7.4.2).

Eine Antibiotikatherapie sollte auch bei liegendem Blasenkatheter nur bei klinischen oder laborchemischen Zeichen einer Infektion erfolgen (▶ Kap. 7.2). Ziel der Antibiotikatherapie ist auch hier nicht, den Urin steril zu machen, da hierdurch nur die Selektion antibiotikaresistenter Keime gefördert wird. Zur Vermeidung unnötiger Antibiotikatherapien sollte auf eine Urinanalyse bei asymptomatischen Patienten mit einliegendem Blasenkatheter verzichtet werden (▶ Infobox: Asymptomatische Bakteriurie; ▶ Kap. 3.4) (Michener et al. 2018). Bei Candidurie sollte ein Wechsel oder eine Entfernung des Katheters erfolgen. Eine antifungale systemische Therapie ist nur bei Gefahr der Dissemination (z. B. bei Neutropenie oder bei urologischem Eingriff) erforderlich.

Die wirksamste Strategie zur Vermeidung von Harnwegsinfektionen ist die Vermeidung von unnötiger Katheterisierung und die sofortige Entfernung von Blasenkathetern bei fehlender Indikation (▶ Kap. 5.1). Eine Urininkontinenz stellt im Allgemeinen keine Indikation für eine Katheteranlage dar (Aussnahme z. B. große Dekubitus).

Fallbeispiel: Urosepsis bei liegendem Blasenkatheter

Der 81-jährige Herr H. wird wegen einer seit einer Woche zunehmenden Verschlechterung seines Allgemeinzustands und Kraftlosigkeit beim Hausarzt vorstellig. Nach Angaben der Ehefrau schlafe Herr H. in den letzten Tagen viel, sei desinteressiert und teilnahmslos. Vor einer Woche sei dies noch ganz anders gewesen. Herr H. ist seit einem Krankenhausaufenthalt wegen operativer Versorgung einer hüftnahen Fraktur vor zwei Monaten mit einem Blasenkatheter versorgt, der zuletzt vor zehn Tagen beim Urologen gewechselt wurde. Wiederholte Katheterauslassversuche waren bei rezidivierendem Harnverhalt erfolglos geblieben. Die operative Therapie der ursächlichen Prostatahyperplasie war geplant, wurde jedoch schon mehrfach verschoben. Herr H. präsentiert sich beim Hausarzt verwirrt, wesensverändert und in reduziertem Allgemeinzustand, seine Körpertemperatur beträgt 37,8°C. Der Hausarzt veranlasst die sofortige stationäre Aufnahme.

Die bei Aufnahme durchgeführte Labordiagnostik zeigt eine Leukozytose von 13,4/nl (Normbereich: 4–10,1/nl), ein auf 64,3 mg/l erhöhtes CRP (Normbereich: < 5 mg/l) und ein akutes Nierenversagen mit einem Kreatininwert von 2,9 mg/dl (Normbereich: 0,7–1,2 mg/dl). Im Urinstatus werden Leukozyten und Nitrit nachgewiesen. Nach Wechsel des Katheters wird eine Urinkultur angelegt. Zudem erfolgt die Anlage von Blutkulturen.

Aufgrund des länger liegenden Dauerkatheters und bereits in der Vergangenheit durchgeführten Antibiotikatherapien wird eine empirische Therapie mit Meropenem begonnen (am Tag 1 volle Dosis, an Tag 2 nierenadaptiert). Bereits am Folgetag kommt es zu einer leichten Verbesserung des klinischen Zustands, nach drei Tagen zu einem Rückgang der Entzündungsparameter und Verbesserung der Nierenfunktion. In der Blutkultur wird ein E. coli 3MRGN nachgewiesen. Eine Deeskalation der Antibiotikatherapie ist nicht möglich, sie wird für insgesamt sieben Tage fortgeführt.

Mobilität und Kogntion des Patienten bessern sich allerdings nur verzögert. Er erhält intensive therapeutische Maßnahmen zur Mobilisierung und zum Kraftaufbau. Nach zweieinhalb Wochen wird er mit einer verbesserten Funktionalität (Barthel-Index: 70 Punkte) und nur noch leichten kognitiven Einschränkungen nach Hause entlassen. Bei persistierender Gangunsicherheit mit Sturzgefahr wird ein Rollator verordnet. Herr H. wird aufgrund der persitierenden Blasenentleerungstörung mit Blasenkatheter entlassen. Wichtigste präventive Maßnahme hinsichtlich weiterer Harnwegsinfektionen ist die Entfernung des Blasenkatheters, d. h. im Fall von Herrn H. die zeitnahe operative Versorgung der Prostatahyperplasie.

Tipps für die Praxis

- Bei klinischen oder laborchemischen Zeichen für eine Infektion (typisch oder unspezifisch) muss an eine Harnwegsinfektion gedacht werden und niedrigschwellig Urindiagnostik (Urinstatus und Urinkultur) erfolgen.

- Auf Urindiagnostik im Sinne von Screeninguntersuchungen oder zur Kontrolle des Therapieerfolgs nach antibiotischer Therapie sollte verzichtet werden.
- Kontaminationen bei der Uringewinnung sind bei älteren Menschen (insbesondere Frauen) häufig.
- Die Interpretation der Befunde der Urindiagnostik muss immer in Kombination mit der klinischen Symptomatik erfolgen → keine antibiotische Therapie bei asymptomatischer Bakteriurie!
- Bei Personen ≥ 65 Jahre sind Harnwegsinfektionen fast immer als kompliziert einzustufen.
- Blasenkatheter sollten möglichst vermieden bzw. so früh wie möglich entfernt werden.

10 Gastrointestinale Infektionen

Gastroenteritiden treten bei älteren Menschen häufiger auf als bei jungen Erwachsenen, u. a. bedingt durch die altersassoziiert zunehmende Achlorhydrie des Magens, die geringere Darmmotilität, andere gastointestinale Erkrankungen und vermehrten Antibiotikagebrauch (▶ Kap. 1.2; ▶ Kap. 1.3; ▶ Kap. 2.1). In den letzten Jahren ist in Deutschland die Anzahl der stationär behandelten und verstorbenen Patienten mit Gastroenteritis deutlich angestiegen, insbesondere in der Altersgruppe ≥ 65 Jahre. Erreger können Bakterien, Viren oder auch Protozoen sein, z. B. Salmonella species, Campylobacter jejuni, enteroinvasive *E. coli* (EIEC), Yersinia enterocolitica, *C. difficile*, Rotaviren oder Noroviren.

10.1 *Clostridioides difficile*-Enteritis

Clostridioides difficile-Infektionen (CDI) (▶ Infobox: *Clostridioides difficile*; ▶ Kap. 7.3.5) sind die häufigste Ursache nosokomialer Diarrhoen und eine wichtige Ursache von Morbidität und Mortalität bei hospitalisierten älteren Patienten. Eindrücklich zeigt sich bei dieser Erkrankung der Anstieg der Inzidenz mit zunehmendem Lebensalter (▶ Kap. 2.1): 0,7/100.000 Einwohner bei den 40–49-Jährigen, 1,6/100.000 bei den 50–59-Jährigen, 3,2/100.000 bei den 60–69-Jährigen, 8,5/100.000 bei den 70–79-Jährigen und 27/100.000 bei den Personen ab einem Alter von 80 Jahren (RKI 2019b). Im Jahr 2018 waren 73 % der Erkrankten ≥ 70 Jahre.

10 Gastrointestinale Infektionen

CDI mit schweren Verläufen oder Rezidiven treten überwiegend bei älteren Personen auf und können schwerwiegende Auswirkungen auf die Lebensqualität, Funktionalität und Selbstängkeit haben (▶ Kap. 2.4). CDI erhöhen bei geriatrischen Patienten das Risiko für erneute Krankenhausaufnahmen, Entlassung in ein Pflegeheim und Tod (Rauseo et al. 2020). Über 80 % der durch CDI bedingten Todesfälle treten bei älteren Patienten ≥ 65 Jahre auf (Balsells et al. 2019).

Bei über 10 % der Patienten in geriatrischen Kliniken liegt eine Besiedelung mit toxinbildenden *C. difficile* vor, welche einen entscheidenden Risikofaktor für die Entwicklung einer symptomatischen CDI darstellt (Nissle et al. 2016). Risikofaktoren für die Erkrankung und ihre Rezidive sind fortgeschrittenes Alter, eingeschränkte Immunkompetenz (▶ Kap. 1.1), Komorbiditäten (▶ Kap. 1.4), Krankenhausaufenthalte (▶ Kap. 1.7) sowie Faktoren, die das Gleichgewicht der mikrobiellen Darmflora stören (▶ Kap. 1.3), insbesondere Antibiotikatherapien (▶ Kap. 7.3.5; Esme et al. 2019). Eine vorangegangene Antibiotikatherapie erhöht das Risiko für eine symptomatische CDI um den Faktor 4. Zudem gehen eine Langzeittherapie mit Protonenpumpenhemmern und eine Therapie mit Glukokortikoiden in den letzten drei Monaten mit einer erhöhten Rezidivgefahr einher (▶ Tab. 1.4) (Ma et al. 2017).

Diagnostik hinsichtlich CDI sollte nur bei klinischer Symptomatik (Diarrhoe) erfolgen (▶ Kap. 3.4; ▶ Kap. 7.2). Als Probenmaterial dient eine Stuhlprobe. Hier stehen Antigen-Nachweise mittels ELISA, PCRs zum Direktnachweis von *C. difficile* und Toxinen sowie die Kultur zur Verfügung.

Die Therapie der CDI erfolgt mit Vancomycin oral oder Fidaxomicin. Metronidazol wird nicht mehr als alleinige Ersttherapie empfohlen. Antitoxin-Antikörper (z. B. Bezlotoxumab) oder Wiederherstellung einer intakten Darmflora z. B. durch Stuhltransplantationen (Fecal microbiota transfer (FMT)) vermindern das Risiko für Rezidive (Esme et al. 2019).

Eine Übertragung von *C. difficile* erfolgt fäkal-oral durch Aufnahme von Sporen vor allem bei direktem Patientenkontakt, über die kontaminierten Hände des Krankenhauspersonals und über die Umwelt. Zur Vermeidung von nosokomialen Infektionen (▶ Kap. 5.1) sind spezielle Hygiene- und Reinigungmaßnahmen erforderlich, die auf die Reduktion der Verbreitung der Sporen abzielen (bei Diarrhoen und bis mindestens 48 Stunden nach letzter Symptomatik). Dazu gehören die Isolation des Patienten im Einzelzimmer mit möglichst eigener Nasszelle, spezielle Reinigungsmaßnahmen und Desinfektion der Umgebung des Patienten, das Tragen von Schutzkittel und Handschuhen durch Kontaktpersonen, Händewaschen zusätzlich zur Händedesinfektion zur Reduktion der Sporenbelastung sowie die Vewendung sporozider Desinfektionsmittel (RKI 2018b).

Da eine vorangegangene Antibiotikatherapie der wichtigste Risikofaktor für die Entwicklung einer CDI ist (▶ Kap. 7.3.5), kommt dem rationalen Einsatz von Antbiotika und damit dem ABS eine wesentliche Rolle bei der Prävention von CDI zu (▶ Kap. 7). Weitere Präventionsmaßnahmen, wie z. B. Toxoid-Impfstoffe, sind in Entwicklung und insbesondere für ältere Menschen relevant (Rauseo et al. 2020). Zudem ist der präventive Einsatz von Probiotika (z. B. *Lactobacillus bzw. Bifidobacterium species*) begleitend zu einer Antibiotikatherapie für geriatrische Patienten zu empfehlen (▶ Kap. 4.2.4; Goldenberg et al. 2018).

Fallbeispiel: C. *difficile*-Infektion (CDI)

Die 76-jährige Frau C. wird nach einer Pneumonie aus einer Internistischen Klinik zur Mobilisierung und zum Kraftaufbau in die Geriatrie übernommen. Im Vorkrankenhaus ist für neun Tage eine antibiotische Therapie mit dem Drittgenerations-Cephalosporin Ceftriaxon durchgeführt worden. Zum Zeitpunkt der Verlegung sind die Entzündungsparameter normwertig, die antibiotische Behandlung besteht nicht mehr. Die Mobilisierung der Patientin gestaltet sich zunächst gut. Nach einer Woche ist sie selbständig am Rollator auf Stationsebene mobil und kann zwei Etagen Treppen steigen. Dann treten breiige/wässrige Stuhlgänge und ein deutliches Abgeschlagenheitsgefühl auf. Fieber besteht nicht, die Labordiagnostik ergibt normale Leukozytenzahlen und ein mäßig erhöhtes CRP von 45 mg/l (Normbereich: < 5 mg/l).

Aufgrund der vorangegangenen Antibiotikatherapie wird die Patientin umgehend mit V. a. CDI in einem Einzelzimmer isoliert, entsprechende Hygienemaßnahmen werden eingeleitet. Stuhlproben werden zur Diagnositik auf *C. difficile* und andere pathogene Erreger gewonnen. Eine orale antibiotische Therapie mit Vancomycin oral 4 x 125 mg wird schon vor Erhalt der Ergebnisse der Stuhldiagnostik begonnen, die schließlich mit dem Nachweis von Antigen und Toxin das Vorliegen einer CDI bestätigen. Die Diarrhoen sistieren bereits nach drei Tagen antibiotischer Therapie. In dieser Zeit wird besonders auf eine ausreichende Flüssigkeitszufuhr zur Vermeidung einer Exsikkose geachtet. Mobilisierung und Therapien sind infolge der Isolationsmaßnahmen und des reduzierten Allgemeinzustands der Patientin phasenweise nur deutlich eingeschränkt möglich. Die Isolation wird 72 Stunden nach Sistieren der Diarrhoen beendet und die Patientin wird auf strenges Einhalten der Hygienemaßnahmen hingewiesen. Bei guter kogntivier Leistungsfähigkeit wird ihr eine ordnungsgemäße Umsetzung dieser Empfehlungen zugetraut. Bei im Rahmen der CDI eingetretener Verschlechterung der Funktionalität und Mobilität kann Frau C. erst nach weiterer intensiver physiotherapeutischer Behandlung ins häusliche Umfeld zurückkehren.

10.2 Norovirus-Infektion

Noroviren sind weltweit verbreitet und verursachen die meisten nicht bakteriell bedingten Magen-Darm-Infektionen, insbesondere bei Kindern < 5 Jahre und bei älteren Menschen ≥ 70 Jahre. Akute Gastroenteritis-Ausbrüche in Gemeinschaftseinrichtungen, Krankenhäusern und Pflegeheimen werden meist durch Noroviren verusacht (▶ Kap. 5.2). Norovirus-Ausbrüche treten saisonal gehäuft in den kälteren Monaten von Oktober bis März auf (RKI 2020a).

Die typische Symptomatik besteht in akutem schwallartigem Erbrechen und starken Durchfällen, die zu einer deutlichen Eysikkose führen können. Auch leichtere oder asymptomatische Verläufe sind möglich, in manchen Fällen tritt nur Erbrechen oder nur Diarrhoe auf. Oft besteht begleitend ein ausgeprägtes Krankheitsgefühl mit abdominalen Schmerzen, Übelkeit, Kopfschmerzen, Muskelschmerzen und Abgeschlagenheit. Subfebrile Temperaturen sind möglich, meist tritt jedoch kein Fieber auf. Bei Personen ohne Vorerkrankungen bestehen die klinischen Symptome meist etwa 12–48 Stunden. Ältere und multimorbide Patienten sind oft länger als 48 Stunden symptomatisch und durch Exsikkose und ihre Folgen gefährdet. Noroviren werden über Stuhl und Erbrochenes ausgeschieden. Die Infektiosität ist sehr hoch, bereits 10–100 Viruspartikel können zu einer Infektion führen. Die Übertragung erfolgt fäkal-oral (z. B. Handkontakt mit kontaminierten Flächen) oder durch die orale Aufnahme virushaltiger Tröpfchen, die im Rahmen des schwallartigen Erbrechens entstehen. Die Infektion kann sich daher sehr schnell innerhalb von Pflegeheimen, Krankenhäusern und Gemeinschaftseinrichtungen ausbreiten (▶ Kap. 1.7.1; ▶ Kap. 5.2; RKI 2019b). Nororviren werden vor allem von Mensch zu Mensch übertragen, die Übertragung ist aber auch über kontaminierte Speisen oder verunreinigtes Wasser möglich. Die Inkubationszeit beträgt 6–50 Stunden (RKI 2008).

Die Diagnostik kann mit hoher Sensitivität und Spezifität durch eine real-time PCR erfolgen. Durch Sequenzierung von PCR-Produkten kann zudem eine molekulare Differenzierung der Viren durchgeführt werden, die wertvolle Informationen zur Aufklärung von Ausbrüchen und Übertragungswegen liefern kann (RKI 2008).

Die Therapie erfolgt rein symptomatisch durch Ausgleich des Flüssigkeits- und Elektrolytverlustes. Insbesondere bei älteren Personen ist oft eine stationäre Aufnahme erforderlich. Eine kausale antivirale Therapie oder eine Impfung gibt es bisher nicht. Daher spielt die Prävention der Verbreitung dieses hochkontagiösen Virus die wesentliche Rolle (▶ Kap. 5.2). Während der akuten Symptomatik sind Erkrankte hoch ansteckungsfähig. Zur Vermeidung der Weiterverbreitung sollten während der symptomatischen Phase einschließlich der ersten 48 Stunden nach Sistieren der Symptome, d. h. nach sicherer Beendigung von Durchfall oder Erbrechen, Maßnahmen zum Schutz von Kontaktpersonen eingehalten werden, bei begründetem Verdacht auch ohne Laborbestätigung. Betroffene Patienten sollten in einem Zimmer mit eigenem WC isoliert werden. Bei Kontakt sollten Handschuhe und Schutzkittel getragen werden, bei Erbrechen zusätzlich ein geeigneter Atemschutz. Eine konsequente Händehygiene, Händedesinfektion und Desinfektion von patientennahen Flächen mit Präparten mit dem Wirkbereich »viruzid« oder »begrenzt viruzid PLUS« ist erforderlich. Personenbewegungen sollten möglichst minimiert werden. Bei älteren Patienten kann eine Verlängerung der Isolationsdauer sinnvoll sein (z. B. Isolation bis 72 statt

48 Stunden nach Sistieren der Symptome). Das Virus wird in der Regel noch 7–14 Tage nach einer akuten Erkrankung über den Stuhl ausgeschieden, bei älteren Personen eher länger, d. h. noch über Wochen. Daher ist auch nach der akuten Phase eine sorgfältige Sanitär- und Händehygiene weiter erforderlich (RKI 2008).

Tipps für die Praxis

- Stuhlproben sollten nur bei klinischer Symptomatik (Diarrhoe) mikrobiologisch untersucht werden.
- Bei Diarrhoen beim älteren Menschen sollte immer an *C. difficile* und Norovirus als Ursache gedacht werden, insbesondere im Pflegheim und im Krankenhaus.
- Isolationsmaßnahmen sind wesentlich, um die Weitergabe der Erreger zu verhindern.

11 Haut- und Weichgewebeinfektionen

Bakterielle Haut- und Weichgewebeinfektionen gehören zu den häufigsten Infektionskrankheiten beim älteren Menschen. Sie stellen eine sehr heterogene Gruppe von Erkrankungen dar, die alle Infektionen der Haut, der Subkutis, der Hautanhangsgebilde und der Muskulatur einschließlich ihrer Faszien beinhaltet. Es kann sich dabei um lokale oder unterschiedlich tief ausgebreitete Infektionen mit zum Teil systemischer Entzündungreaktion handeln (Bodmann et al. 2019).

Altersassoziierte Veränderung der Haut begünstigen die Entstehung von Haut- und Weichgewebeinfektionen (▶ Kap. 1.2). Wunden, aber auch kleine oberflächliche Hautläsionen können Eintrittspforten für Erreger der normalen transienten und residenten Hautflora sein. Infolge sensorischer Störungen werden vom Patienten klinische Symptome oft nicht oder verspätet bemerkt, was zu verzögerter Diagnosestellung führen kann (▶ Kap. 3.2). Immunoseneszenz (▶ Kap. 1.1) bzw. Immunsuppression, Malnutrition (▶ Kap. 1.6.1), Diabetes mellitus, Durchblutungsstörungen (▶ Kap. 1.4) und Einnahme von Glukokortikoiden (▶ Kap. 1.5) gehen mit einer erhöhten Inzidenz von Haut- und Weichgewebsinfektionen einher und sind Risikofaktoren für einen schwereren Verlauf im Sinne von Ausbreitung in tiefere Gewebeschichten oder systemischer Infektion bis hin zur Sepsis. Hieraus ergeben sich Ansatzpunkte für die Prävention und Therapie (▶ Kap. 4).

11.1 Erysipel

Das klassische Erysipel ist eine akute oberflächliche bakterielle Infektion der Dermis und der angrenzenden Lymphgefäße, definitionsgemäß durch hämolysierende Streptokokken, meist der Gruppe A (*Streptococcus pyogenes*). Es tritt meist am Unterschenkel in Form eines hellroten Erythems mit glänzender Oberfläche und scharf begrenzten Rändern auf mit Überwärmung und teilweise begleitenden Lymphknotenschwellungen und Schmerzen. Bei älteren Menschen ist die klinische Diagnose erschwert, insbesondere wenn chronische Ödeme und Dermatosen bestehen. Wichtige Differentialdiagnosen sind Stauungsdermatitis, tiefe Venenthrombose und Durchblutungsstörungen, aber auch begrenzte Phlegmonen (Michener et al. 2018). Eine nekrotisierende Fasziitis als lebensbedrohliches Krankheitsbild darf nicht übersehen werden.

Indikationen für eine systemische Antibiotikagabe sind die diffuse Ausbreitung der Infektion im Weichgewebe und/oder eine infektionsbedingte Allgemeinreaktion des Körpers, wie Fieber, Abgeschlagenheit, Leukozytose und CRP-Erhöhung. In diesem Fall sollten Blutkulturen abgenommen werden (▶ Kap. 3.4). Bei schwereren ggf. auch atypischen Zeichen einer systemischen Infektion, Zeichen einer beginnenden Sepsis, Vorliegen von Begleiterkrankungen oder Immunsuppression wird initial eine parenterale Antibiotikatherapie empfohlen (Bodmann et al. 2019). Eine stationäre Aufnahme ist daher bei vielen älteren Patienten indiziert.

Penicillin ist die Therapie der Wahl bei typischem Erysipel, es eignet sich gut für eine Oralisierung nach intialer parenteraler Therapie. Ergänzend zur antibiotischen Therapie ist die passagere Ruhigstellung und das Hochlagern der betroffenen Extremität zu empfehlen. Durch Kompression, initial am besten durch Wickelung des Beines, wird eine Verminderung des Ödems erzielt, welche einen wichtigen therapeutischen Aspekt darstellt. Lymphdrainagen sollten in der akuten Phase nicht erfolgen. Die Gewebeinflammation kann sich in den ersten 12–24 Stunden nach Therapiebeginn noch verstärken.

Wenn eine begrenzte Phegmone nicht auszuschließen ist und falls nach 72 Stunden keine Besserung eingetreten ist, sollte an andere Erreger (z. B. Staphylokokken) und eine alternative Antibiotikatherapie gedacht werden, z. B. Cefuroxim (wegen schlechter oraler Bioverfügbarkeit nur i. v.) oder Flucloxacillin (Bodmann et al. 2019). Bei älteren Menschen sollte die Antibiotikatherapie bis 72 Stunden nach Verkleinerung der geröteten Region, Schmerzreduktion und Rückbildung der systemischen Infektionszeichen fortgesetzt werden, was bei den meisten Patienten eine Dauer der Antibiotikatherapie von mindestens 7–10 Tagen bedeutet (▶ Kap. 7.4.2). Eine vollständige Rückbildung des Erythems ist für das Absetzen der Antibiotikatherapie nicht erforderlich und wird bei vielen älteren Menschen mit Stauungsdermatitis oder Dermatosen nicht erreicht.

Hautläsionen und chronische Ödeme sind wichtige Risikofaktoren für das Auftreten erneuter Erysipele. Die Reduktion von Ödemen durch Physiotherapie und Wickelung oder Kompressionsstümpfe ist ein wichtiger Aspekt der Prävention von Erysipelen. Fußpilz und Nagelinfektionen sollten behandelt werden. Trockene Haut sollte durch regelmäßige Pflege mit Feuchtigkeitslotionen vermieden werden.

11.2 Fußinfektionen bei Diabetes mellitus

Patienten mit Diabetes mellitus sind insbesondere bei Vorliegen neuropathischer und angiopathischer Folgeerkrankungen besonders gefährdet für Fußläsionen infolge kleiner Traumata, Druck oder mechanischer Belastung, die häufig schmerzlos und unbemerkt bleiben (▶ Kap. 1.4). Hieraus können sich komplizierte Weichgewebeinfektionen entwickeln mit Beteiligung angrenzender Sehnen, Gelenkkapseln und Knochen.

Fußläsionen bzw. -infektionen bei Patienten mit Diabetes mellitus lassen sich in unterschiedliche Schweregrade einteilen, z. B. gemäß der internationalen Klassifikation PEDIS (Perfusion, Extent (Fläche in cm^2), Depth (Gewebedefekt), Infection (Infektion) und Sensation (Empfindungsstörung)). Das zu erwartende Erregerspektrum und damit die empfohlene kalkulierte Antibiotikatherapie sind abhängig von Schweregrad der Infektion. Bei Infektionen, die auch tiefere Gewebeschichten betreffen, müssen neben Staphylokokken und Streptokokken auch Enterobacteriaceae und Anaerobier berücksichtigt werden (Bodmann et al. 2019):

- PEDIS 1 = nicht infizierte Ulcera → keine Antibiotikatherapie,
- PEDIS 2 = Ulcera mit oberflächlichen auf die Haut begrenzten Infektionszeichen in maximal 2 cm Umgebung vom Ulkusrand → Therapieempfehlung: Cefuroxim, Cefazolin oder Amoxicillin/Clavulansäure,
- PEDIS 3 = Ulcera mit weiter und tiefer ausgedehnten Entzündungszeichen, Lymphangitis, und Beteiligung von Muskulatur und Faszien bzw. tiefe Abszesse → Therapieempfehlung: Piperacillin/Tazobactam (ausreichend hohe Dosis) oder Meropenem,
- PEDIS 4 = zusätzliche Beteiligung von Sehnen, Gelenken und Knochen, meist mit systemischen Entzündungszeichen → Therapieempfehlung: Piperacillin/Tazobactam (ausreichend hohe Dosis) oder Meropenem.

Nach Erregeridentifikation sollte die Antibiotikatherapie zeitnah antibiogrammgerecht umgestellt werden (▶ Kap. 7.3.2), wobei bei der Wahl des Antibiotikums darauf geachtet werden muss, dass ausreichend hohe Wirkspiegel in Weichgewebe und angrenzenden Knochenregionen erreicht werden (Pereira et al. 2017).

Bei tieferen Infektionen ist meist eine zusätzliche chirurgische Intervention erforderlich, wie beispielsweise das Débridement von devitalisiertem Gewebe oder eine Abszessdrainage und im ungünstigsten Fall eine Amputation.

Eine gute Einstellung der Blutzuckerwerte und eine Optimierung der Durchblutungsverhältnisse sind weitere wesentliche Aspekte der Therapie und auch der Prävention (▶ Kap. 4.4).

Bei langjährigen Diabetikern sollten zur Prävention von Infektionen eine engmaschige klinische Begutachtung der Füße, fachgerechte Fußpflege, ggf. Druckentlastung durch spezielles Schuhwerk und geschulte Wundversorgung bei vorhandenen Läsionen erfolgen.

11.3 Infektionen von Dekubitalulcera

Eingeschränkte Mobilität, insbesondere Immobilität bzw. Bettlägerigkeit (▶ Kap. 1.6.5), bei multimorbiden älteren Patienten prädisponiert für die Entstehung von Druckulcerationen. Weitere wesentliche Risikofaktoren sind Malnutrition (▶ Kap. 1.6.1), sensorische Störungen verschiedener Ursachen, Diabetes mellitus, vaskuläre Erkrankungen, Immunsuppression und Rauchen (Esme et al. 2019). Pflegeheimbewohner haben zu etwa 10 % Dekubitalulcera, insbesondere an den Prädilektionsstellen Sakrum und Fersen (Boyko et al. 2018). Bei Auftreten von klinischen oder laborchemischen Zeichen einer Infektion muss bei diesen Patienten immer auch an infizierte Ulcera als Infektfokus gedacht werden.

Bei der Prävention kommt einer guten pflegerischen Versorgung eine essenzielle Rolle zu: Die Haut trocken und sauber zu halten und von Druck zu entlasten, ist die beste Prävention für die Entstehung von Druckulcerationen/Dekubitus. Zur Druckentlastung sollten Lagerungs- und Mobilisationspläne, druckentlastende Auflagen und Lagerungsmaterial/-kissen und bei nicht mobilisierbaren Patienten in einer palliativen Situation ggf. Wechseldruckmatratzen zum Einsatz kommen. Eine gute Hautpflege und die regelmäßige Säuberung bei inkontinenten Patienten sind wesentlich. Die Prävention und Behandlung von Malnutrition (▶ Kap. 4.2.2), Durchblutungsstörungen und sensorischen Störungen ist gleichzeitig auch Prävention von Druckulcerationen.

Bei entstandenem Ulcus sollten sorgfältige Verlaufskontrollen, wenn möglich mit Fotodokumentation, erfolgen, um Zeichen einer Infektion wie beispielsweise Rötung, Fluktuation oder Sekretion frühzeitig zu erkennen. Die Vermeidung einer Kontamination, insbesondere sakraler Dekubitus bei inkontinenten Patienten, ist wesentlich. Hierzu ist die regelmäßige und kompetente Säuberung und Wundversorgung erforderlich, in einigen Fällen können ein Blasenkatheter und/oder ein Darmrohr (oder sogar einem passageren Kolostoma) sinnvoll sein. Trockene Verbände stellen einen Kontaminationsschutz dar. Antiseptika/Desinfektionsmittel sollten möglichst nur für eine begrenzte Zeit eingesetzt werden, da sie die Wundheilung stören können.

Eine lokale Antibiotikaanwendung sollte vermieden werden. Bei systemischen Zeichen einer Infektion und/oder Zellulitis sollte eine systemische Antibiotikatherapie erfolgen (▶ Kap. 7.2), dann ist auch eine Erregeridentifikation anzustreben (▶ Kap. 3.4). Bei der Diagnostik sind oberflächliche Wundabstriche nicht sinnvoll. Hier zeigen sich Besiedelungen mit mehreren Keimen, ohne dass dabei der verursachende Erreger der Infektion identifiziert werden kann. Zur Erregerisolation sollten Gewebepräpatate oder Sekretflüssigkeit kultiviert werden. Die Frage nach Vorliegen einer Osteomyelitis sollte insbesondere bei tiefen Ulcerationen durch Röntgenuntersuchungen bzw. CT/MRT der betroffenen Region adressiert werden (▶ Kap. 3.5) (Michener et al. 2018).

Aufgrund des zu erwartenden Erregerspektrums bei komplizierten schweren Weichgewebeinfektionen (*S. aureus*, gramnegative Erreger, Anaerobier, u. a. auch *P. aeruginosa*) wird in diesen Fällen eine kalkulierte Antibiotikatherapie mit Piperacillin/Tazobactam (in ausreichend hoher Dosierung) oder mit Meropenem empfohlen sowie die zeitnahe antibiogrammgerechte Umstellung nach Erregeridentifikation, wobei bei der Wahl des Antibiotikums auf eine gute Gewebegängigkeit geachtet werden sollte (Bodmann et al. 2019).

Bei sehr ausgedehnten und tiefen Dekubitalulcera und inbesondere bei Osteomyelitis ist zur Sanierung der Infektion eine Kombination aus Antibiotikatherapie und chirurgischer Intervention erforderlich. Die Indikation zur Operation sollte bei den meist multimorbiden und gebrechlichen Patienten sehr sorgfältig evaluiert werden, da hiermit perioperative Risiken und oft eine lange Immobilisation verbunden sind. Längere Immobilisationen können eine dauerhafte Bettlägerigkeit mit deutlich eingeschränkter Lebensqualität zur Folge haben (▶ Kap. 1.6.5). Es muss abgewogen werden, ob der Patient bezüglich seiner Funktionalität und Lebensqualität von einer Operation profitiert. Häufig sind tiefe infizierte Dekubitalulcera mit oder ohne Osteomyelitis mit einem palliativen Prozedere verbunden. In diesen Fällen kann durch eine Langzeit-Antibiotikatherapie versucht werden, septische Verläufe zu verzögern (▶ Kap. 7.4.2), idealerweise nach Antibiogramm. Für die orale Antibiotikatherapie von Weichgewebsinfektionen kommen in vielen Fällen Amoxicillin/Clavulansäure oder Clindamycin (Cave: *C. difficile*-Enteritis) infrage (▶ 7.4.3).

Allgemeine Maßnahmen wie Mobilisation (▶ Kap. 4.1.2), Lagerung zur Druckentlastung, Behandlung von Malnutrition (▶ Kap. 4.2) und Diabetes (▶ Kap. 4.4) sowie die Supplementation von Spurenelementen wie Zink sind wesentliche Aspekte zur Verbesserung der Wundheilung (▶ Kap. 4).

11.4 Postoperative Wundinfektionen

Postoperative Wundinfektionen sind häufige nosokomiale Infektionen (▶ Kap. 1.7.2). Sie treten bei etwa 2 % der operierten Patienten auf, insbesondere bei älteren Patienten mit rezudiertem funktionellen Status (▶ Kap. 1.6). Bei allen postoperativen Wundinfektionen sollte ein mikrobiologischer Erregernachweis angestrebt werden (▶ Kap. 3.4). Therapie der Wahl ist die Eröffnung der infizierten Wunde und die weitere Wundbehandlung. Eine antibiotische Therapie ist bei Bestehen von Risikofaktoren, systemischen Infektionszeichen oder Immunsuppression indiziert (▶ Kap. 7.2). Sie sollte nicht dem zur perioperativen Prophylaxe eingesetzten Antibiotikum entsprechen.

Andere operative Komplikationen wie eine infizierte Prothese (▶ Kap. 12) oder ein belassener Fremdkörper müssen ausgeschlossen werden.

> **Tipps für die Praxis**
>
> - Verbesserung von Durchblutungssituation und Blutzuckereinstellung sowie die Therapie der Malnutrition sind wichtige Faktoren zur Verbesserung der Wundheilung und zur Prävention von Haut- und Weichgewebeinfektionen.
> - Bei typischen oder unspezifischen klinischen bzw. laborchemischen Zeichen einer Infektion sollte immer die Haut inspiziert werden, insbesondere Füße, Dekubitusprädilektionsstellen, Wunden und Operationsnarben.

- Oberflächliche Abstriche sind zur Erregerdiagnostik nicht sinnvoll. Es sollten möglichst Gewebeproben oder Gewebeflüssigkeit kultiviert werden.
- Eine lokale Antibitiotikaanwendung wird nicht empfohlen.
- Bei schweren Weichgewebeinfektionen sind oft begleitende chirurgische Interventionen erforderlich.

12 Knochen- und Gelenkinfektionen

Infektionen von Knochen und Gelenken treten bei älteren Menschen häufiger auf und zeigen einen schwereren Verlauf als bei jüngeren Menschen (Wu et al. 2017). Zu den Knochen- und Gelenkinfektionen zählen u. a. hämatogene, postoperative und posttraumatische Osteomyelitiden, bakterielle Arthritiden und periprothetische Infektionen. Auch bei infizierten Wunden und Ulcera kann eine Knochenbeteiligung auftreten (▶ Kap. 11.2; ▶ Kap. 11.3; ▶ Kap. 11.4).

Ein wesentlicher Baustein der Therapie ist meist die möglichst radikale chirurgische Entfernung des infizierten Gewebes (Débridement) und die Versorgung entstandener Defekte. Die Gewinnung von Probenmaterial aus infiziertem Gewebe zur mikrobiologischen Diagnostik ist von großer Relevanz (▶ Kap. 3.4), um nach initial kalkulierter Antibiotikatherapie (in der Regel hochdosierte parenterale Therapie) die zeitnahe Umstellung auf eine gezielte Antibiotikatherapie zu ermöglichen. Knochen- und Gelenkinfektionen erfordern eine Langzeit-Antibiotikatherapie (▶ Kap. 7.4.2) mit einer Substanz, mit der ausreichende Wirkspiegel in Knochen und Gelenken erreicht werden können.

12.1 Spondylodiszitis

Eine Spondylodiszitis ist eine meist bakterielle Infektion eines Wirbelkörpers (Osteomyelitis) und der angrenzenden Banscheiben (Diszitis), die hämatogen, iatrogen oder per continuitatem entstehen kann. Die häufigsten Erreger in Europa sind *S. aureus* und gram-negative Erreger (insbesondere *E. coli*), der häufigste Erreger weltweit ist *M. tuberculosis*. Die jährliche Inzidenz beträgt 2–12/100.000, sie steigt mit zunehmendem Alter an. ≥ 65-Jährige sind 3,5 x häufiger betroffen als jüngere Personen (Herren et al. 2017). Wichtige Risikofaktoren sind neben einem höheren Lebensalter Immunsuppression, bakterielle Infektionen, Diabetes mellitus, rheumatoide Arthritis (▶ Kap. 1.4), Operationen und invasive Maßnahmen wie beispielsweise Infiltrationsbehandlungen (▶ Kap. 1.7.2).

Die typische klinische Symptomatik besteht aus starken Rückenschmerzen, meist Ruheschmerz/Nachtschmerz mit Zunahme bei Belastung, Wirbelsäulenklopfschmerz und unspezifischen Allgemeinsymptomen wie Abgeschlagenheit und Nachtschweiß. Fieber kann vorliegen, ist aber bei älteren Patienten seltener (▶ Kap. 3.1.1). Laborchemisch zeigt sich typischerweise eine CRP-Erhöhung, die bei älteren Patienten allerdings oft nur mäßig ausgeprägt ist (▶ Kap. 3.3). Eine Leukozytose kann auch bei jüngeren Patienten fehlen.

Aufgrund der vielen möglichen Differentialdiagnosen für Ursachen von Rückenschmerzen im höheren Lebensalter werden Spondylodiszitiden oft verzögert diagnostiziert (▶ Kap. 3.2). Konventionelle Röntgenaufnahmen zeigen oft keine Auffälligkeiten oder erst mit einer Latenz von Wochen bei fortgeschrittenem Befund. Eine MRT der Wirbelsäule hat eine hohe Sensitivität (96 %) und Spezifität (92 %) und ist daher der Goldstandard für die Diagnostik, alternativ können eine CT mit Kontrastmittel und ggf. eine Szintigrafie erfolgen. Die Indikation zur Durchführung dieser Bildgebung sollte früh gestellt werden, ggf. ist auch eine wiederholte Bildgebung indiziert (▶ Fallbeispiel: Spondylodiszitis; ▶ Kap. 3.5). Bei inadäquater Therapie beträgt die Letalität bis 20 %. Die Prognose verbessert sich, je früher die Therapie eingeleitet wird. Häufig kommt es jedoch aufgrund verzögerter Diagnosestellung zur Verzögerung der Therapieeinleitung um mehrere Wochen.

Bei Diagnose einer Spondylodiszitis ist weitere Diagnostik zur Identifizierung des Erregers essenziell. Die Abnahme mehrerer Blutkulturen ist auch ohne Vorliegen von Fieber indiziert (▶ Kap. 3.4). Punktate gut zugänglicher Abszesse bzw. intraoperativ gewonnene Gewebeproben sollten zur Erregersicherung kultiviert werden. Zudem muss eine weitere Fokussuche erfolgen (u. a. muss eine Endokarditis ausgeschlossen werden; ▶ Kap. 13.1; ▶ Infobox: Endokarditis).

Ziele der Therapie sind die Beseitigung des Infektionsherds, die Wiederherstellung der Funktionalität der Wirbelsäule und die Schmerzreduktion. Für die kalkulierte Antibiotikatherapie eignen sich z. B. Amoxicillin/ Clavulansäure oder Cefuroxim i. v. (Bodmann et al. 2019). Eine möglichst gezielte Langzeit-Antibiotikatherapie wird für mindestens sechs Wochen empfohlen (▶ Kap. 7.4.2). Eine operative Therapie ist bei Instabilität, neurologischer Symptomatik, Sepsis, Abszess, intraspinalem Empyem und Versagen der konservativen Therapie indiziert.

Fallbeispiel: Spondylodiszitis

Die 84-jährige Frau S. wird aufgrund von progredienten mobilitätseinschränkenden Schmerzen im Bereich der LWS und des linken Beins stationär aufgenommen. Zwei Wochen zuvor ist sie noch völlig selbstversorgend und ohne Hilfsmittel mobil gewesen. An Vorerkankungen lassen sich eine chronisch lymphatische Leukämie (CLL, seit acht Jahren, keine Therapie), Hüft-TEPs beidseits aufgrund von Coxarthrosen sowie chronische Rückenschmerzen bei degenerativen LWS-Veränderungen und konservativ behandeltem Bandscheibenvorfall L5/S1 eruieren. Wegen mäßiger chronischer Schmerzen im LWS-Bereich hat die Patientin im Vorfeld von ihrem Orthopäden zweimalig lokale Infiltrationsbehandlungen erhalten.

Bei Aufnahme bestehen stärkste Rückenschmerzen, der Transfer an die Bettkante gelingt Frau S. selbständig, zum Gehen kurzer Strecken benötigt sie jedoch die Unterstützung einer Hilfsperson. Fieber oder andere spezifische bzw. unspezifische Infektionszeichen bestehen nicht. Die Leukozytenzahlen ist bei bekannter CLL auf über 40/nl erhöht, CRP und PCT liegen im Normbereich.

Zum Ausschluss von Frakturen im Bereich der Wirbelsäule, des Beckens und der Hüfte nach Sturz erfolgt initial eine umfangreiche radiologische CT-Diagnostik und sogar eine Szintigrafie zum Ausschluss einer Hüft-TEP-Lockerung links. Im Bereich der LWS zeigen sich degenerative Veränderungen und der bekannte Bandscheibenvorfall bei L5/S1. Die zusätzlich durchgeführte MRT der LWS ergibt keine weiteren wegweisenden Befunde.

Trotz kombinierter Schmerztherapie mit einem Morphinpräparat und Metamizol ergänzt durch Pregabalin und ein niedrigdosiertes Antidepressivum gelingt keine ausreichende Schmerzreduktion, die Mobilisierung ist nur sehr eingeschränkt möglich. Die CRP-Werte steigen im Verlauf auf 117 mg/l (Normbereich: < 5 mg/l). Fieber besteht zu keinem Zeitpunkt. Die Urindiagnostik und eine Röntgenuntersuchung der Lunge sind unauffällig. Blutkulturen werden abgenommen. Aufgrund der persistierenden starken Schmerzen im Bereich der LWS, in Ruhe und verstärkt bei Bewegung, erfolgt im Intervall von zwei Wochen eine erneute MRT-Untersuchung der LWS. Hier zeigt sich schließlich eine floride Spondylodiszitis Höhe L3/4 und L4/5 mit Destruktion des LWK 4, kleineren epiduralen und größeren Psoasabszessen (▶ Abb. 12.1).

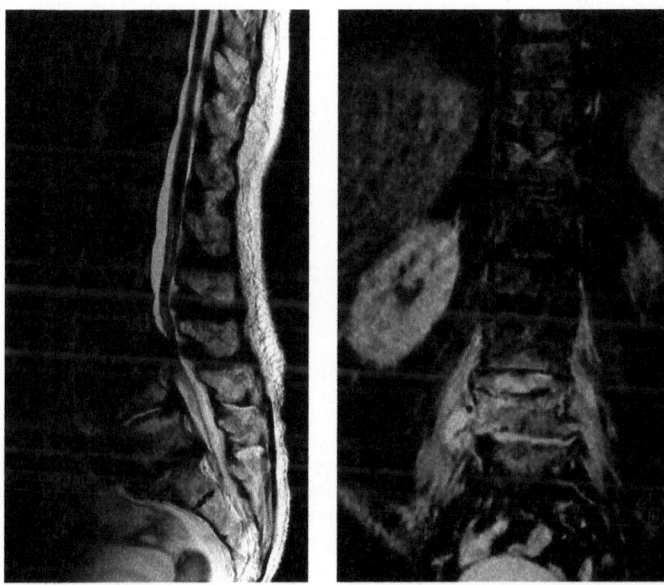

Abb. 12.1: MRT der LWS mit Destruktion des LWK 4 und bisegmentaler Diszitis der angrenzenden Bandscheibenfächer sowie Abszessen epidural und im M. iliopsoas.

Auch retrospektiv sind diese Veränderungen auf den zwei Wochen zuvor angefertigten MRT-Bildern nicht sichtbar. Eine weitere Mobilsierung wird zunächst vermieden. Die Patientin wird zur operativen Versorgung der Spondylodiszitis in die Wirbelsäulenchirurgie verlegt. Intraoperativ entleert sich Eiter nach Eröffnung der genannten Bandscheibenfächer. In der Bakterienkultur wird ein *Staphylococcus epidermidis* nachgewiesen mit multiplen Resistenzen, aber guter Sensibilität auf Clindamycin. Die Wirbelsäule wird stabilisiert. Blutkulturen bleiben negativ, in der TEE wird eine Endokarditis ausgeschlossen.

Postoperativ ist die Schmerzsymptomatik deutlich rückläufig. Die Patientin wird zur weiteren Therapie, Mobilisierung und Kraftaufbau zurück in die Geriatrie verlegt. Hier ist sie nach zweiwöchiger Therapie in der Lage, am Rollator selbständig mehr als 200 Meter zu laufen.

Der CRP-Wert sinkt stetig, bei Entlassung liegt er bei 24,6 mg/l. Frau S. wird mit einer oralen Clindamycin-Therapie nach Hause entlassen, die für mindestens sechs Wochen erfolgen soll. Ergänzend erhält sie zur Prävention einer *C. difficile*-Enteritis ein Probiotikum. Die Kontrolle sechs Wochen nach OP zeigt einen erfreulichen Verlauf.

12.2 Prothesen-/Implantatinfektionen

Frakturen und degenerative Gelenkveränderungen haben eine hohe Prävalenz bei älteren Menschen (▶ Kap. 1.4), dies betrifft insbesondere hüftgelenksnahe Frakturen bei Osteoporose nach Bagatelltrauma, wie z. B. nach einem Sturz. Diese Patienten profitieren von den einer orthopädisch-unfallchirurgischen Prothesenversorgung. Allerdings besteht bei älteren Menschen ein erhöhtes Risiko für eine Protheseninfektion.

Kommt es zu einer Infektion der Gelenkprothese, muss zur Sanierung eine operative Therapie mit Entfernung des Implantats und eine hochdosierte und langandauernde (3–6 Monate) Antibiotikatherapie erfolgen, initial z. B. mit Amoxicillin/Clavulansäure oder Cefuroxim in Kombination mit einem Biofilm-aktiven Antibiotikum wie Rifampicin (Bodmann et al. 2019). Eine Erregeridentifikation ist für die Umstellung auf eine gezielte Antibiotikatherapie relevant (▶ Kap. 3.4).

Große Operationen wie Prothesenentfernung mit Gelenkversteifung bzw. Prothesenwechsel sind aufgrund der damit verbundenen Risiken bei hochaltrigen und gebrechlichen Patienten nicht immer möglich. In einigen Fällen bleibt als palliative Option eine dauerhafte Antibiotikatherapie, durch die eine Sepsis (▶ Kap. 13.2) möglichst lange verhindert werden soll (Prendki et al. 2017; ▶ Kap. 7.4.2).

Fallbeispiel: Protheseninfektion

Der 89-jährige Herr P. zieht sich im Rahmen eines häuslichen Sturzes eine periprothetische Fraktur bei einliegender Hüft-TEP rechts zu. Nach Schaft- und Inlaywechsel in der unfallchirurgischen Klinik erfolgt die Verlegung in die Geriatrie mit der Maßgabe der Entlastung bzw. allenfalls Teilbelastung des rechten Beines. Herr P. präsentiert sich bei Übernahme mit einem schweren postoperativen Delir. Er ist desorientiert, phasenweise agitiert und zeigt intermittierend psychotische Symptome und ein abwehrendes Verhalten. Neben der beschriebenen Delirsymptomatik wird bei Proteinmangel und BMI von 19 kg/m^2 eine Malnutrition diagnostiziert, im EKG fällt ein Vorhofflimmern auf, in der Echokardiografie eine mittelgradige Aortenklappenstenose.

Herr P. hat sich zuvor selbständig in seiner Wohnung versorgt. Eine Nachbarin berichtet von einer etwas verwahrlost wirkenden Wohnung und vermutet eine Demenz.

Die Mobilisierung ist unter größtem Aufwand lediglich in den Pflegerollstuhl möglich, die Entlastung bzw. Teilbelastung des rechten Beines kann Herrn P. nicht umsetzen. Die Wundheilung ist verzögert. Etwa zwei Wochen nach OP fällt eine seröse Sekretion am unteren Wundpol auf, ohne Rötung, Schwellung oder Fluktuation, sodass bei seit OP unverändert mäßig erhöhten CRP-Werten zwischen 40 und 60 mg/l (Normbereich: < 5 mg/l) zunächst kein chirurgischer Interventionsbedarf gesehen wird. Im weiteren Verlauf zeigt sich jedoch eine Rötung des unteren Wundpols und eine leichte Schwellung des Wundgebiets, sonografisch lässt sich eine Flüssigkeitsansammlung bestätigen. Mithilfe ergänzender radiologischer Diagnostik wird eine

Protheseninfektion diagnostiziert. Es erfolgt eine weitgehende operative Sanierung der Weichteilinfektion und die Einlage von Antibiotikaketten, ein Prothesenwechsel erfolgt aufgrund des reduzierten Allgemeinzustands des Patienten nicht. Abbildung 12.2 zeigt das postoperative Röntgenbild.

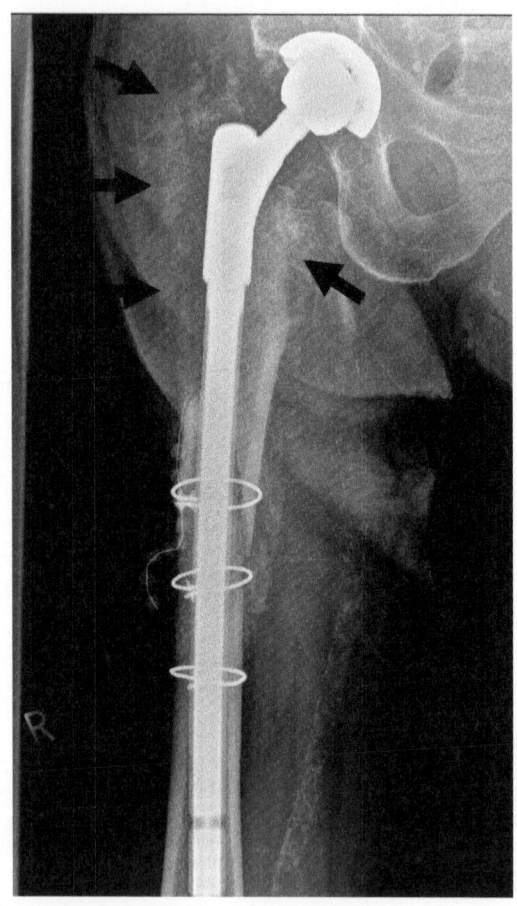

Abb. 12.2: Röntgenbild der rechten Hüfte des Patienten mit ausgedehnter entzündlich bedingter periprothetischer Osteodestruktion des proximalen Femurschaftes und des großen Trochantermassivs.

Unter antibiotischer Therapie zeigen sich in den folgenden 14 Tagen die Entzündungsparameter stabil, die Delirsymptomatik ist rückläufig und der Patient wird kooperativer. Schließlich gelingt tagsüber die Mobilisation in den Rollstuhl. Eine gesetzliche Betreuung wird eingerichtet und Herr P. wird mit palliativem Ansatz mit einer Dauer-Antibiotikatherapie ins Pflegeheim entlassen.

Tipps für die Praxis

- Bei Knochen- und Gelenkinfektionen ist häufig eine Kombination aus chirurgischer Intervention und antibiotischer Therapie erforderlich.
- Knochen- und Gelenkinfektionen erfordern in der Regel eine möglichst gezielte Langzeit-Antibiotikatherapie. Die Erregeridentifizierung ist daher besonders wichtig (Blutkulturen, Gewebeproben, Abszesspunktate).
- Für die Langzeit-Antibiotikatherapie ist die Wahl eines gut gewebegängigen Antibiotikums mit guter oraler Bioverfügbarkeit sinnvoll.

13 Blutstrominfektionen

Bakteriämien und Septiditen können unter dem Begriff Blutstrominfektionen (BSI) zusammengefasst werden. Bei älteren Menschen werden Bakterien nach Einschwemmung in den Blutkreislauf langsamer aus dem Blut eliminiert als bei jüngeren Menschen, was u. a. durch die altersassoziiert eingeschränkte Phagozytosefähigkeit von Makrophagen bedingt ist (▶ Kap. 1.1.1), die sich auch in Tiermodellen zeigt (▶ Abb. 1.2; Schütze et al. 2014). Daher kommt es im höheren Lebensalter häufiger zu einer Bakteriämie, aus der sich eine Sepsis entwickeln kann.

13.1 Bakteriämie

Bakteriämien verlaufen bei älteren Menschen oft afebril und gehen seltener mit Laborveränderungen (insbesondere Neutrophilie) einher (▶ Kap. 3.1.1; ▶ Kap. 3.3). Ursache von Bakteriämien können lokale Infektionen sein, z. B. im Bereich des Urogenitaltrakts (▶ Kap. 9) oder der Lunge (▶ Kap. 8.1). Durch eine frühe und adäquate antibiotische Therapie der lokalen Infektion können Bakteriämien verhindert werden.

Nosokomiale Bakteriämien entstehen zu mindestens 10 % durch PVK und noch häufiger durch ZVK (▶ Kap. 1.7.2), sie sind eine wichtige Ursache für Morbidität und Mortalität älterer Menschen (RKI 2017a). Durch adäquate Anlage von Venenkathetern (Desinfektion, sterile Devices etc.), deren Vermeidung und möglichst kurze Liegedauer kann Venenkatheter-assoziierten Infektionen vorgebeugt werden (▶ Kap. 5.1). Bei Rötung von

Einstichstellen, Thrombophlebitis, Fieber oder Anstieg der Entzündungsparameter müssen Venenkatheter entfernt bzw. gewechselt werden.

Zu Bedenken ist auch das Auftreten von transitorischen Bakteriämien infolge kleinerer Operationen oder auch diagnostischer und therapeutischer Maßnahmen, wie z. B., Bronchoskopie, Gastroskopie, aber auch Blasenkatheterisierung, Absaugen oder Intubation (▶ Kap. 1.7.2). Bei Risikopatienten sollte bei bestimmten Eingriffen, z. B. Zahnextraktion, Peridontalchirurgie, transurethrale Prostataresektion, eine periprozedurale Antibiotikatherapie erfolgen, auch wenn präventive Antibiosen generell in der Geriatrie nicht empfohlen werden (▶ Kap. 7.2).

S. aureus ist der nach *E. coli* am zweithäufigsten aus Blutkulturen isolierte Erreger, in 5 % davon handelt es ich um einen MRSA (▶ Kap. 5.3). *S. aureus*-Nachweis in der Blutkultur ist immer als relevant zu betrachten und erfordert eine gezielte antibiotische Therapie für mindestens 14 Tage nach erster negativer Blutkultur (bei Methicillin-sensiblem *S. aureus* mit einem Schmalspektrum-Beta-Lactam-Antibiotikum wie Cefazolin oder Flucloxacillin). Die *S. aureus*-Bakteriämie hat trotz Antbiotikatherapie oft einen komplikationsreichen Verlauf. Es bilden sich in 30–40 % der Fälle sekundäre Infektfoki, insbesondere im Bereich vorhandener Fremdkörper (ZVK, Port, Herzschrittmacher, Gelenkprothesen) (▶ Kap. 1.4), der Herzklappen, Knochen (▶ Kap. 12.1) und Gelenke (▶ Kap. 12.2). Fremdkörper müssen, wenn möglich, entfernt werden. Nach Infektfoki sollte durch TEE (Endokarditis; ▶ Infobox: Endokarditis) und bildgebende Verfahren (MRT, Szinigrafie) gesucht werden (Spondylodiszitis, muskuläre Abszesse etc.) (▶ Kap. 3.5; ▶ Kap. 12.1). Die Letalität der *S. aureus*-Bakteriämie steigt mit zunehmendem Lebensalter deutlich an und ist mit 20–30 % hoch.

Infobox: Endokarditis

Bei Vorliegen einer Bakteriämie muss an eine Endokarditis gedacht werden – sie kann Ursache oder Folge einer Bakteriämie sein. Endokarditiden nehmen mit dem Alter zu, vor allem wegen der höheren Prävalenz geschädigter oder künstlicher Herzklappen (▶ Kap. 1.4). Die Symptome sind häufig unspezifisch (▶ Kap. 3.1.2), z. B. Schwäche,

Gewichtsverlust, Arthritis, Thrombosen. Die Indikation zur Durchführung einer transösophagealen Echokardiografie (TEE) sollte niedrigschwellig gestellt werden. Häufige Erreger sind Enterokokken, Streptokokken und Staphylokokken. Eine schnelle Erregeridentifikation ist wichtig. Blutkulturen sollten auch ohne Vorliegen von Fieber abgenommen werden (▶ Kap. 3.4; ▶ Infobox: Blutkulturen). Eine möglichst frühe und ausreichend lange Antibiotikatherapie ist erforderlich (▶ Kap. 7.4.2; Bodmann et al. 2019). In manchen Fällen muss eine operative Sanierung der Herzklappen erfolgen (Beckett et al. 2015).

13.2 Sepsis

Die Sepsis ist eine lebensbedrohliche Organdysfunktion, die durch eine fehlregulierte Wirtsantwort auf eine Infektion hervorgerufen wird (Brunkhorst et al. 2018). Die Generalisierung einer lokalen Infektion zur Sepsis ist bei älteren Menschen häufiger als bei jungen Menschen (▶ Kap. 2.2).

Zusätzlich zur Bakteriämie (▶ Kap. 13.1) müssen für die Diagnose einer Sepsis verschiedene klinische Parameter erfüllt sein. Der »quick SOFA (sequential sepsis-related organ failure assessment)« ist ein Screening-Score zur schnellen Diagnosestellung der Sepsis, der auch für geriatrische Patienten geeignet ist (Singer et al. 2016). Er wird als positiv gewertet, wenn ≥ 2 der folgenden Kriterien erfüllt sind:

- Atemfrequenz ≥ 22/min,
- Bewusstseinstrübung (Glasgow Coma Scale < 15),
- systolischer Blutdruck ≤ 100 mmHg.

Bei postivem qSOFA sollte zusätzlich der SOFA-Score erhoben werden. Er beinhaltet neben klinischen auch Laborparameter zur Suche nach Organdysfunktionen in den Bereichen Respiration, Gerinnung, Leber, Herz/Kreislauf, ZNS und Niere. Organdysfunktion ist dabei definiert als akute

Veränderung des SOFA-Scores ≥ 2 Punkte als Folge der Infektion (Bodmann et al. 2019; Brunkhorst et al. 2018).

Die Inzidenz der Sepsis steigt mit dem Alter deutlich an (Angus et al. 2001; ▶ Kap. 2.1; ▶ Tab. 2.1). Der Anteil der ≥ 65-Jährigen an der US-amerikanischen Bevölkerung beträgt 12 %, ihr Anteil an den Sepsispatienten 65 %. Auch die Letalität der Sepsis steigt mit zunehmendem Alter an und beträgt 28 % bei den Patienten ≥ 65 Jahre im Vergleich zu 18 % bei den Patienten < 65 Jahre, bei hochaltrigen Patienten ≥ 80 Jahre ist sie besonders hoch. Alter ist ein unabhängiger Prädiktor für die Sterblichkeit. Patienten ≥ 70 Jahre haben bei Diagnosestellung und Therapiebeginn bereits stärker eingeschränkte Organfunktionen und sind schwerer erkrankt als Patienten < 70 Jahre (Warmerdam et al. 2017; ▶ Kap. 2.2). Die Sterblichkeit von Patienten im septischen Schock steigt relvant bei Verzögerung der Antibiotikatherapie um mehr als eine Stunde (Kumar et al. 2006).

Zur Reduktion der Sterblichkeit hochaltriger Menschen muss schnell mit einer empirischen Antibiotikatherapie begonnen werden. Blutkulturen sollen vor Therapiebeginn asserviert werden (▶ Infobox: Blutkluturen; ▶ Kap. 3.4), diesen aber auf keinen Fall verzögern. Für die empirische Antibiotikatherapie der Sepsis, insbesondere bei unklarem Infektfokus, bietet sich eine breite und ausreichend hoch dosierte parenterale Therapie mit Piperacillin/Tazobactam oder Meropenem an. Sie sollte nach 48–72 Stunden evaluiert und nach Isolierung des verursachenden Erregers soweit möglich deeskaliert werden (▶ Kap. 7.3.2) (Draenert und Jung 2020). Nach einem sanierbaren Fokus, einschließlich Fremdmaterialien, soll zügig und gezielt gesucht und ggf. eine operative/interventionelle Fokussanierung schnellstmöglich durchgeführt werden. Intravaskuläre Zugänge, die einen möglichen Ausgangspunkt für die Sepsis oder den septischen Schock darstellen (▶ Kap. 1.7.2; ▶ Kap. 5.1), müssen entfernt werden (Brunkhorst et al. 2018).

Wird die Sepsis überlebt, tragen ältere Menschen häufig schwerwiegende Folgen davon. Sepsispatienten haben eine geringere Wahrscheinlichkeit für eine Entlassung ins häusliche Umfeld (54 vs. 76 %) (Esme et al. 2019). Eine Sepsis-assoziierte Verschlechterung von Kognition und/oder funktionellem Status ist häufig bei älteren Patienten und kann langfristig anhalten (Iwashyna et al. 2010; ▶ Kap. 2.4). Auch Angehörige und Pflegende von

Sepsispatienten werden hierdurch beeinflusst – es besteht ein höheres Risiko für Depression bei Lebenspartnern älterer Sepsispatienten.

Einen großen Anteil an der Verschlechterung der Funktionalität nach Sepsis hat die Verschlechterung der Muskelkraft, Muskelfunktion und damit auch der Mobilität. Ursache für die Schädigung der Muskulatur im Rahmen einer Sepsis ist oft die Verschlechterung einer vorbestehenden Sarkopenie (▶ Kap. 1.6.2) bzw. eine Critical illness-Polyneuropathie und -Myopathie (CIP/CIM) (▶ Kap. 2.4) (Axer et al. 2016). Ihre Rückbildung dauert oft Monate und ist häufig nicht vollständig.

Auch die Verschlechterung der Kognition infolge einer Sepsis trägt erheblich zu Einbußen bei der Funktionalität und Selbständigkeit bei (▶ Kap. 2.3; ▶ Kap. 2.4). Die häufigste ZNS-Komplikation im Rahmen einer Sepsis ist die septische Enzephalopathie (▶ Infobox: Septische Enzephalopathie), aber auch septisch-embolische (oft im Rahmen einer Endokarditis) und septisch-metastasische Enzephalitiden kommen vor (Tauber et al. 2020).

> **Infobox: Septische Enzephalopathie**
>
> Eine septische Enzephalopathie tritt bei 30 % aller Patienten mit Sepsis auf und bei bis zu 70 % der älteren Sepsispatienten. Das häufigste Symptom der septischen Enzephalopathie in der Akutphase bzw. ihr Kernsymptom ist ein Delir (Sepsis-induziertes/assoziiertes Delir; ▶ Kap. 2.3; ▶ Infobox: Delir). Das Vorliegen einer septischen Enzephalopathie ist assoziiert mit einer erhöhten Letalität und einer verschlechterten Lebensqualität überlebender Sepsispatienten. Es kommt infolge der septischen Enzephalopathie oft zu langfristigen bzw. dauerhaften kognitiven Defiziten, insbesondere Störungen von Aufmerksamkeit, Merkfähigkeit und Sprachflüssigkeit, zu sensomotorischen Einschränkungen sowie zum Verlust der Selbständigkeit (Widmann und Heneka 2014).

Neben Maßnahmen zur Steigerung der Infektionsresistenz (▶ Kap. 4) können die Prävention nosokomialer Infektionen (▶ Kap. 5.1), Hygienemaßnahmen (▶ Kap. 5.2), Impfungen gegen Influenza (▶ Kap. 6.3) und

Pneumokokken (▶ Kap. 6.4), Meningokokken und *Haemophilus influenzae* sowie der rationale Einsatz von Antibiotika (▶ Kap. 7) dazu beitragen, die Inzidenz der Sepsis zu reduzieren (Brunkhorst et al. 2018).

> **Tipps für die Praxis**
>
> - Der Beginn einer schnellen und ausreichend hoch dosierten empirischen Antibiotikatherapie ist entscheidend für die Prognose der Sepsis.
> - Die Abnahme von Blutkulturen (mindestens zwei Paare) vor Beginn der Antibiotikatherapie ist wesentlich für die Erregerisolation.
> - Eine Sepsis hat oft schwerwiegende Auswirkungen auf die Kognition, Mobilität und Selbständigkeit eines älteren Menschen.

14 Infektionen des zentralen Nervensystems

Im Vergleich zu systemischen Infektionen sind primäre ZNS-Infektionen im Alter seltene Ereignisse. Wesentlich häufiger ist eine Mitbeteiligung des Nervensystems bei systemischen Infektionen (▶ Kap. 2.3; ▶ Kap. 13.2; Infobox: Delir; ▶ Infobox: Septische Enzephalopathie). Dennoch wird hier die bakterielle Meningitis als klassischer Vertreter der ZNS-Infektionen behandelt, da sie eine neurologische Notfallerkrankung mit oft schwerwiegenden Folgen für die betroffenen Patienten ist, von persistierenden neurologischen und/oder neuropsychologischen Defiziten bis hin zum Tod.

Die Inzidenz bakterieller Meningitiden ist bei älteren Menschen höher als bei jüngeren Menschen (▶ Kap. 2.1). Die *S. pneumoniae*-Meningitis ist 4 x häufiger und Listerien-Meningitis sogar 15 x häufiger in der Altersgruppe ≥ 60 Jahre als bei Personen im Alter zwischen zwei und 29 Jahren.

Die Prognose ist bei der bakteriellen Meningits abhängig von der Geschwindigkeit der Diagnosestellung, dem schnellen Beginn der bakteriziden antibiotischen Therapie und dem adäquaten Management des septischen Schocks. Bei älteren Menschen ist im Vergleich zu jüngeren Menschen die Letalität der bakteriellen Meningitis um den Faktor 2–3 erhöht, es treten fast doppelt so häufig neurologische und nicht-neurologische Komplikationen auf (▶ Kap. 2.2). Die Letalität der *S. pneumoniae*-Meningitis ist in der Altersgruppe ≥ 60 Jahre doppelt so hoch wir bei jüngeren Erwachsenen (37 vs. 18 %). Eine Erregersicherung gelingt bei ältern Menschen seltener und das Intervall von Aufnahme bis zum Beginn der Antibiotikatherapie ist länger (Domingo et al. 2013).

Die klinische Symptomatik ist bei älteren Menschen weniger typisch (▶ Kap. 3.1.1): Fieber ist kein zuverlässiges Symptom, Kopfschmerz wird seltener angegeben, Nackensteife ist weniger sensitiv und weniger spezifisch als bei jungen Patienten. Unspezifische Symptome wie Verwirrtheit treten bei Älteren hingegen häufig auf (▶ Kap. 3.1.2). Eine Liquoruntersuchung, durch die die Diagnose einer bakteriellen Meningitis gesichert werden kann, sollte daher bei kritisch Kranken mit Zeichen einer Infektion erfolgen, insbesondere dann, wenn kein anderer klarer Infektfokus gefunden wurde. Typische Liquorbefunde bei bakterieller Meningitis sind:

- granulozytäre Pleozytose > 1.000 Zellen/µl
- Liquor-Eiweiß > 100 mg/dl
- Liquor-Laktat über > 3,5 mmol/l
- Liquor-Serum-Quotient für Glukose < 0,3.

Der Erregernachweis im Liquor kann idealerweise mikroskopisch mittels Gramfärbung (oder Methylenblau-Färbung) oder bakteriologisch mittels Kultur erfolgen (▶ Kap. 3.4). Aufgrund der essenziellen Bedeutung eines frühen Therapiebeginns für die Prognose muss die erste Antibiotikagabe bereits bei Verdacht auf eine bakterielle Meningitis schnellstmöglich erfolgen (Pfister et al. 2015; Bodmann et al. 2019), sie darf nicht durch diagnostische Maßnahmen verzögert werden. Zusammen mit der Blutabnahme, inklusive Blutbild, Differential-Blutbild, CRP, PCT und Gerinnung (▶ Kap. 3.3), sollten Blutkulturen idealerweise vor Beginn der Antibiotikatherapie abgenommen werden (▶ Kap. 3.4), da auch hieraus eine Erregersicherung gelingen kann.

Erreger unterscheiden sich zwischen ambulant erworbenen und nosokomialen Meningitiden. Das Erregerspektrum ist bei älteren Menschen breiter, es entspricht dem von Immunsupprimierten (Domingo et al. 2013). Auch Listerien und gram-negative Erreger müssen dabei berücksichtigt werden. Die aktuellen Leitlininen empfehlen für die ambulant erworbene bakterielle Meningitis die schnelle Erstgabe von Ceftriaxon plus Ampicillin. Dexamethason wird als adjunktive Therapie empfohlen (Pfister et al. 2015; Bodmann et al. 2019).

Impfungen, u. a. gegen Pneumokokken (▶ Kap. 6.4) und Meningokokken, sind wichtig zur Prävention der bakteriellen Meningitis. Die Inzidenz der *H. influenza*-Meningitis ist nach Einführung der Impfung bei Kindern zurückgegangen.

Vielversprechende neue Ansätze für eine verbesserte Therapie der bakteriellen Meningitis sind u. a. die Verwendung bakterizider Antibiotika, die die Bakterien nicht lysieren und damit einen geringeren Mikroglia-vermittelten Neuronenschaden durch Bakterienbestandteile verursachen, sowie der Einsatz von Inhibitoren von Matrix-Metallo-Proteinasen (MMP) und Komplementfaktoren. Zudem gibt es experimentelle Strategien zur Steigerung der Infektionsresistenz des Gehirns (Nau et al. 2015; ▶ Infobox: Experimentelle Ansätze zur Verbesserung der Infektionsresistenz des ZNS; ▶ Kap. 4.5).

> **Infobox: Experimentelle Ansätze zur Verbesserung der Infektionsresistenz des ZNS**
>
> Mikrogliazellen, die innaten Immunzellen des ZNS, und Makrophagen spielen eine wesentliche Rolle für den Schutz des Gehirns vor eindringenden Erregern. Die verminderte Bakterienelimination bei älteren Tieren im Mausmodell der *E. coli*-Meningitis ist wahrscheinlich u. a. Folge der verminderten Phagozytosefähigkeit älterer Mikrogliazellen und Makrophagen (Schütze et al. 2014; ▶ Kap. 1.1.1; ▶ Abb. 1.2). Die Steigerung der Phagozytosefähigkeit von Mikrogliazellen und Makrophagen ist ein präventiver und therapeutischer Ansatz zur Steigerung der Infektionsresistenz der ZNS (▶ Kap. 4.5). Palmithoylethanolamid und Poly I:C erhöhen im Zellkulturmodell die Phagozytosefähigkeit von Mikrogliazellen und verbessern den Verlauf der bakteriellen Meningitis bei älteren bzw. immunsupprimierten Mäusen im Mausmodell (Heide et al. 2018; Ribes et al. 2020). Activin A steigert die Phagozytose von *E. coli* durch Mikrogliazellen *in vitro*, ohne die Freisetzung potenziell neuronenschädigender proinflammatorischer Zytokine zu erhöhen (Diesselberg et al. 2018).

Auch virale ZNS-Infektionen treten häufiger bei älteren als bei jüngeren Menschen auf. Die akute virale Meningoenzephalitis ist charakterisiert durch quantitative und qualitative Bewusstseinsstörungen bzw. eine delirante Symptomatik und kann mit neurologischen Herdsymptomen einhergehen, wie z. B. Paresen, aphasischen Störungen oder epileptischen Anfällen. Meningismus kann insbesondere bei älteren Menschen fehlen. Unbehandelt haben virale Meningoenzephalitiden wie die Herpes simplex

(HSV)- und die Varizella zoster (VZV)-Meningoenzephalitis eine hohe Letaliät. Die schnelle Diagnosestellung mittels Liquoruntersuchung (geringere Pleozytose (< 1.000/µl) und geringere Laktaterhöhung als bei bakterieller Meningitis) inklusive Virusnachweis im Liquor (meist über PCR) ist anzustreben. Bereits bei geringstem V. a. eine HSV- oder VZV-Meningoenzephalitis muss eine antivirale Therapie mit Aciclovir i.v. begonnen werden (3 x 10 mg/kg Körpergewicht und Tag, Anpassung an die Nierenfunktion erforderlich), bei Unsicherheit bezüglich viraler oder bakterieller Genese in Kombination mit einer Antbiotikatherapie (s. o.) (Meyding-Lamadé et al. 2018).

Tipps für die Praxis

- Der schnelle Beginn einer adäquaten antiinfektiven Therapie ist entscheidend für die Prognose von ZNS-Infektionen.
- Die Liquordiagnostik ist wesentlich zur Diagnostik von ZNS-Infektionen, soll aber den Beginn einer antibiotischen bzw. antiviralen Therapie nicht verzögern.
- Vor Beginn der Antibiotiaktherapie sollten Blutkulturen (mindestens zwei Paare) zur Erregersicherung abgenommen werden.

Literatur

Abad C et al. (2010) Adverse effects of isolation in hospitalised patients: a systematic review. J Hosp Infect 76: 97–102.
Agarwal D et al. (2018) Immune response to influenza vaccination in the elderly is altered by chronic medication use. Immun Ageing 15: 19.
Aiello A et al. (2019) Immunosenescence and its hallmarks: how to oppose aging strategically? A review of potential options for therapeutic intervention. Front Immunol 10: 2247.
Akashi Y et al. (2018) Thiamine concentrations in newly hospitalized elderly patients with infectious diseases at a community hospital in Japan. J Nutr Sci Vitaminol 64: 209–214.
Andrew MK et al. (2019) Influenza Vaccination in Older Adults: Recent Innovations and Practical Applications Drugs Aging 36: 29–37.
Angus DC et al. (2001) Epidemiology of severe sepsis in the United States: analysis of incidence, outcome, and associated costs of care. Crit Care Med 29: 1303–1310.
Ashraf MS et al. (2020) Diagnosis, Treatment, and Prevention of Urinary Tract Infections in Post-Acute and Long-Term Care Settings: A Consensus Statement From AMDA's Infection Advisory Subcommittee. J Am Med Dir Assoc 21: 12–24.
Axer H et al. (2016) The impairment of small nerve fibers in severe sepsis and septic shock. Crit Care 20: 64.
Babu JM et al. (2019) Sarcopenia as a risk factor for prosthetic infection after total hip or knee arthroplasty. J Arthroplasty 34: 116–122.
Baclet N et al. (2017) Explicit definitions of petentially inappropriate prescriptions of antibiotics in older patients: a compilation derived from a systematic review. International Journal of Antimicrobial Agents 50: 640–648.
Baer M et al. (2019) Influence of mobilization and weight bearing on in-hospital outcome in geriatric patients with hip fractures. SICOT J 5: 4.
Baijens LW et al. (2016) European Society for Swallowing Disorders – European Union Geriatric Society white paper: oropharyngeal dysphagia as a geriatric syndrome. Clin Interv Aging 11: 1403–1428.
Balsells E et al. (2019) Global burden of *Clostridium difficile* infections: a systematic review and meta-analysis. J Glob Health 9: 010407.

Bahrmann A, Wernecke J (in Vorbereitung) Diabetes mellitus im höhreren Lebensalter. Stuttgart: Kohlhammer.

Bauer J et al. (2017) Influenza vaccine response in community-dwelling German prefrail and frail individuals. Immunity & Aging 14: 17.

Beckett CL et al. (2015) Special considerations of antibiotic prescription in the geriatric population. Clin Microbiol Infect 21: 3–9.

Beele H et al. (2018) Incontinence-associated dermatitis: pathogenesis, contributing factors, prevention and management options. Drugs Aging 35: 1–10.

Bellelli G et al., Italian Study Group on Delirium (ISGoD) (2016) »Delirium Day«: a nationwide point prevalence study of delirium in older hospitalized patients using an easy standardized diagnostic tool. BMC Med 14: 106.

Belsky JB et al. (2018) A review of micronutrients in sepsis: the role of thiamine, l-carnitine, vitamin C, selenium and vitamin D. Nutr Res Rev 31: 281–290.

Berge K et al. (2018) Diagnostic and prognostic properties of procalcitonin in patients with acute dyspnea: Data from the ACE 2 Study. Clin Biochem 59: 62–68.

Beyer WE et al. (2013) Cochrane re-arranged: support for policies to vaccinate elderly people against influenza. Vaccine 31: 6030–6033.

Bischoff SC (2016) Microbiota and aging. Curr Opin Clin Nutr Metab Care 19: 26–30.

Blatteis CM (2012) Age-dependent changes in temperature regulation – a mini review. Gerontology 58: 289–295.

Boccardi V et al. (2019) Hypovitaminosis D: A disease marker in hospitalized very old persons at risk for malnutrition. Nutrients 11.

Bode LE (2020) Vitamin D Supplementation for Extraskeletal Indications in Older Persons. J Am Med Dir Assoc 21: 164–171.

Bodmann KF et al. (2019) S2k Leitlinie: Kalkulierte parenterale Initialtherapie bakterieller Erkrankungen bei Erwachsenen – Update 2018; AWMF-Registernummer 082-006. Paul-Ehrlich-Gesellschaft für Chemotherapie e.V. (PEG) (Hrsg.).

Bordoni B et al. (2020) Ageing of the diaphragm muscle. Cureus 12(1): e6645.

Boyko TV et al. (2018) Review of the Current Management of Pressure Ulcers. Adv Wound Care 7: 57–67.

Briongos-Figuero LS et al. (2015) In-hospital mortality due to infectious disease in an Internal Medicine Department. Epidemiology and risk factors. Eur Rev Med Pharmacol 19: 567–572.

Brown JD et al. (2018) The relative burden of community-acquired pneumonia hospitalizations in older adults: a retrospective observational study in the United States. BMC Geriatr 18: 92.

Brunkhorst FM et al. (2018) S3-Leitlinie Sepsis – Prävention, Diagnose, Therapie und Nachsorge; AWMF-Registernummer: 079-001. Deutsche Sepsis Gesellschaft e. V. (federführend).

Brunner S et al. (2011) Persistent viral infections and immune aging. Ageing Res Rev 10: 362–369.

Burke M, Rowe T (2018) Vaccinations in older adults. Clin Geriatr Med 34: 131–143.

Burkhardt H (2019) Umgang mit Multimorbidität und Multimedikation. Hrsg: Pantel J, Püllen R. Stuttgart: Kohlhammer.

Carfi A et al. (2020) Persistent symptoms in patients after acute COVID-19. JAMA 324: 603–605.

Carr AC, Maggini S (2017) Vitamin C and immune function. Nutrients 9.

Cederholm T et al. (2019) GLIM criteria for the diagnosis of malnutrition – A consensus report from the global clinical nutrition community. JCSM 10: 207–217.

Chen Y et al. (2019) Chronic low-grade inflammatory phenotype (CLIP) and senescent immune dysregulation. Clin Ther 41: 400–409.

Chung C, Bouwmeester C (2019) Nitrofurantoin Use in Frail, Community-Dwelling, Older Adults with Renal Impairment. Sr Care Pharm 34: 303–307.

Cillóniz C et al. (2018) Characteristics and Management of Community-Acquired Pneumonia in the Era of Global Aging Med Sci 6.

Cohen CC et al. (2015) Effectiveness of contact precautions against multidrug-resistant organism transmission in acute care: a systematic review of the literature. J Hosp Infect 90: 275–284.

Corsonello A et al. (2015) The impact of drug interactions and polypharmacy on antimicrobial therapy in the elderly. Clin Microbiol Infect 21: 20–26.

Cortes-Penfield NW et al. (2017) Urinary Tract Infection and Asymptomatic Bacteriuria in Older Adults. Infect Dis Clin North Am 31: 673–688.

Crooke SN et al. (2019) Immunosenescence and human vaccine immune responses. Immun Ageing 16: 25.

Cruz-Jentoft AJ et al.; EWGSOP2 (2019) Sarcopenia: revised European consensus on definition and diagnosis. Age Ageing 48: 16–31.

Cunningham AL et al.; ZOE-70 Study Group (2016) Efficacy of the Herpes Zoster Subunit Vaccine in Adults 70 Years of Age or Older. N Engl J Med 375: 1019–1032.

D'Agata E, Mitchell SL (2008) Patterns of antimicrobial use among nursing home residents with advanced dementia. Arch Intern Med 168: 357–362.

Dalhoff K et al. (2017) S3-Leitlinie: Epidemiologie, Diagnostik und Therapie erwachsener Patienten mit nosokomialer Pneumonie – Update 2017. AWMF-Registernummer 020-013.

Dandachi D, Rodriguez-Barradas MC (2018) Viral pneumonia: etiologies and treatment. J Investig Med 66: 957–965.

Degens H (2010) The role of systemic inflammation in age-related muscle weakness and wasting. Scand J Med Sci Sports 20: 28–38.

Del Giudice G et al. (2017) Fighting against a protean enemy: immunosenescence, vaccines, and healthy aging. NPJ Aging Mech Dis 4:1.

Derhovanessian E, Pawelec G (2012) Vaccination in the elderly. Microb Biotechnol 5: 226–232.

De With K et al. (2018) Strategien zur Sicherung rationaler Antibiotika-Anwendung im Krankenhaus - update 2018. S3-Leitlinie der Deutschen Gesellschaft für Infektiologie (DGI, federführend); AWMF-Registernummer 092-001.

Diesselberg C et al. (2018) Activin A increases phagocytosis of Escherichia coli K1 by primary murine microglial cells activated by toll-like receptor agonists. J Neuroinflammation 15: 175.

Djukic M et al. (2014) Vitamin D deficiency reduces the immune response, phagocytosis rate, and intracellular killing rate of microglial cells. Infect Immun 82: 2585–2594.

Doherty TM et al. (2019) Adult vaccination as part of a healthy lifestyle: moving from medical intervention to health promotion. Ann Med 51: 128–140.

Domingo P et al. (2013) The spectrum of acute bacterial meningitis in elderly patients. BMC Infect Dis 13: 108.

Draenert R, Jung N; Choosing Wisely (Klug entscheiden) DGI Working Group (2020) Update on the »Choosing Wisely« initiative in infectious diseases in Germany. Infection 48: 317–321.

Drey M et al. (2017) Associations between early markers of parkinson's disease and sarcopenia. Front Aging Neurosci 9: 53.

Drey et al. (2018) Sarkopenie. In: Maetzler W, Dodel R, Jabobs AH J (Hrsg.) Neurogeriatrie. Berlin: Springer. S. 69–84.

Dugdale EM et al. (2019) Comparing inpatient complication rates between octogenerians and nonagenarians following primary and revision total hip arthroplasty in a nationally representative sample 2010-2014. Geriatrics 4(4).

Ebert S et al. (2011) Candida esophagitis as the cause of swallowing disturbances in a 85-year-old patient with myasthenia gravis. Z Gerontol Geriatr 44: 268–269.

El Chakhtoura NG et al. (2017) Influence of aging and environment on presentation of infection in older adults. Infect Dis Clin North Am 31: 593–608.

Esme M et al. (2019) Infections in the elderly critically-ill patients. Front Med 6: 118.

Esposito S et al. (2018) The public health value of vaccination for seniors in Europe. Vaccine 36: 2523–2528.

Ewig S et al. (2009) New perspectives on community-acquired pneumonia in 388 406 patients. Results from a nationwide mandatory performance measurement programme in healthcare quality. Thorax 64: 1062–1069.

Ewig S et al. (2016) Behandlung von erwachsenen Patienten mit ambulant erworbener Pneumonie und Prävention - Update 2016. S3-Leitlinie 2016.

Franceschi C et al. (2000) Inflamm-aging. An evolutionary perspective on immunosenescence. Ann NY Acad Sci 908: 244–254.

Franceschi C et al. (2018) Inflammaging: a new immune-metabolic viewpoint for age-related diseases. Nat Rev Endocrinol 14. 576 590.

Fülöp T et al. (2017) Intracellular signaling pathways: targets to reverse immunosenescence. Clin Exp Immunol 187: 35–43.

Gavazzi G, Krause KH (2002) Ageing and infection. Lancet Infect Dis 2: 659–666.

Gbinigie OA et al. (2019) Biomarkers for diagnosing serious bacterial infections in older outpatients: a systematic review. BMC Geriatr 19: 190.

Gemikonakli G et al. (2020) Interactions between the aging gut microbiome and common geriatric giants: polypharmacy, frailty and dementia. J Gerontol A Biol Sci Med Sci (doi:10.1093/Gerona/glaa047).

Gharbi M et al. (2019) Antibiotic management of urinary tract infection in elderly patients in primary care and its association with bloodstream infections and all cause mortality: population based cohort study. BMJ 364: l525.

Goldenberg JZ et al. (2018) Probiotics to prevent Clostridium difficile enteritis in patients receiving antibiotics. JAMA 320: 499–500.

Goldstein JR, Lee RD (2020) Demographic perspectives on the mortality of COVID-19 and other epidemics. PNAS 117: 22035–22041.

Gomolin IH et al. (2005) Older is colder: temperature range and variation in older people. J Am Geriatr Soc 53: 2170–2172.

Goncalves-Mendes N et al. (2019) Impact of Vitamin D Supplementation on Influenza Vaccine Response and Immune Functions in Deficient Elderly Persons: A Randomized Placebo-Controlled Trial. Front Immunol 10: 65.

Gozalo PL et al. (2012) Effect of influenza on functional decline. J Am Geriatr Soc 60: 1260–1267.

Graham NSN et al. (2020) SARS-CoV-2 infection, clinical features and outcome of COVID-19 in United Kingdom nursing homes. J Infect 81: 411–419.

Granzotto EM et al. (2020) Depression and anxiety in hospitalized patients on contact precautions for multidrug-resistant microorganisms. Infect Dis Health 25: 133–139.

Gross E et al (2019) AWMF S2k-Leitlinie »Diagnostik und Therapie des Zoster und der Postzosterneuralgie« (www.awmf.org, Zugriff am 14.03.2021).

Gruber I et al. (2013) Multidrug-resistant bacteria in geriatric clinics, nursing homes, and ambulant care – prevalence and risk factors. Int J Med Microbiol 303: 405–409.

Hansson KE et al. (2020) Tick-borne Encephalitis Vaccine Failures: A 10-year Retrospective Study Supporting the Rationale for Adding an Extra Priming Dose in Individuals Starting at Age 50 Years. Clin Infect Dis 70: 245–251.

Heckel M et al. (2020) ›. . . and then no more kisses!‹ Exploring patients' experiences on multidrug-resistant bacterial microorganisms and hygiene measures in end-of-life care: A mixed-methods study. Palliat Med 34: 219–230.

Heide EC et al. (2018) Prophylactic Palmitoylethanolamide Prolongs Survival and Decreases Detrimental Inflammation in Aged Mice With Bacterial Meningitis. Front Immunol 9: 2671.

Henning DJ et al. (2017) The absence of fever is associated with higher mortality and decreased antibiotic and iv fluid administration in emergency department patients with suspected septic shock. Crit Care Med 45: e575–e582.

Herren C et al. (2017) Spondylodiscitis: Diagnosis and Treatment Options. Dtsch Arztebl Int 114: 875–882.

Herzig SJ et al. (2014) Acid-suppressive medication use in acute stroke and hospital-acquired pneumonia. Ann Neurol 76: 712–718.

Herzig SJ et al. (2017) Antipsychotics and the risk of aspiration pneumonia in individuals hospitalized for nonpsychiatric conditions: a cohort study. J Am Geriatr Soc 65: 2580–2586.

Higashikawa T et al. (2018) Procalcitonin and albumin as prognostic biomarkers in elderly patients with a risk of bacterial infection. J Int Med Res 46: 2606–2614.

High KP et al. (2009) Clinical practice guideline for the evaluation of fever and infection in older adult residents of long-term care facilities: 2008 update by the Infectious Diseases Society of America. J Am Geriatr Soc 57: 375–394.

Hillebrand K et al. (2015) Incidence of herpes zoster and its complications in Germany, 2005-2009. J Infect 70: 178–186.

Holmes C et al. (2009) Systemic inflammation and disease progression in Alzheimer disease. Neurology 73: 768–774.

Holt S et al. (2011) PRISCUS-Liste potenziell inadäquater Medikation für ältere Menschen.

Horneber M et al. (Hrsg.) (2019) Das demenzsensible Krankenhaus. Stuttgart: Kohlhammer.

Huang W et al. (2019) Functional impairment and serum albumin predict in-hospital mortality in nonagenarians with acute infection: a retrospective cohort study. BMC Geriatrics 19: 269.

Iannoccone S et al. (2020) Role of rehabilitation department for adult individuals with COVID-19: the experience oft he San Raffaele Hospital of Milan. Arch Phys Med Rehab 101: 1656–1661.

Iwashyna TJ et al. (2010) Long-term cognitive impairment and functional disability among survivors of severe sepsis. JAMA 304: 1787–1794.

Jump RLP et al. (2018) Infectious diseases in older adults of long-term care facilities: update on approach to diagnosis and management. J Am Geriatr Soc 66: 789–803.

Kaiser MJ et al.; Mini Nutritional Assessment International Group (2010) Frequency of malnutrition in older adults: a multinational perspective using the mini nutritional assessment. J Am Geriatr Soc 58: 1734–1738.

Kale SS, Yende S (2011) Effects of aging on inflammation and hemostasis through the continuum of critical illness. Aging and Disease 2: 501–411.

Karagiannidis C et al. (2020) Case characteristics, resource use, and outcomes of 10021 patients with COVID-19 admitted to 920 German hospitals: an observational study. Lancet Respir Med 8: 853–862.

Katz MJ et al. (2017) Implementing Antimicrobial Stewardship in Long-term Care Settings: An Integrative Review Using a Human Factors Approach. Clin Infect Dis 65: 1943–1951.

Kim S, Jazwinski SM (2018) The gut microbiota and healthy aging: a mini-review. Gerontology 64: 513–520.

Kim WY et al. (2018) Combined vitamin C, hydrocortisone, and thiamine therapy for patients with severe pneumonia who were admitted to the intensive care unit: Propensity score-based analysis of a before-after cohort study. J Crit Care 47: 211–218.

Kheir MM et al. (2018) Postoperative blood glucose levels predict infection after total joint arthroplasty. J Bone Joint Surg Am 100: 1423–1431.

Klaric JS et al. (2019) An Association Between Herpes Zoster Vaccination and Stroke Reduction Among Elderly Individuals. Mil Med 184: 126–132.

Kluge S et al. (2021) S3-Leitlinie »Empfehlungen zur stationären Therapie von Patienten mit COVID-19«. AWMF-Registernummer 113/001. Stand 23.2.2021.

Koay L et al. (2017) Factors that lead to hospitalisation in patients with Parkinson disease: a systematic review. Int J Clin Pract 72(1).

Kodama F et al. (2017) Respiratory Syncytial Virus and Other Noninfluenza Respiratory Viruses in Older Adults. Infect Dis Clin North Am 31: 767–790.

Krüger K et al. (2016) The immunomodulatory effects of physical activity. Curr Pharm Des 22: 3730–3748.

Kumar A et al. (2006) Duration of hypotension before initiation of effective antimicrobial therapy is the critical determinant of survival in human septic shock. Crit Care Med 34: 1589–1596.

Lang PO, Aspinalli R (2017) Vitamin D status and the host resistance to infections: What is currently (not) understood. Clin Ther 39: 930–945.

Leibovici L, Paul M (2015) Ethical dilemmas in antibiotic treatment: focus on the elderly. Clin Microbiol Infect 21: 27–29.

Li J et al. (2019) Nursing resources and major immobility complications among bedridden patients: a multicenter descriptive study in China. J Nurs Manag 27: 930–938.

Linden D et al. (2019) Respiratory viral infection: a potential »missing link« in the pathogenesis of COPD. Eur Respir Rev 28: 151.

Lode H (2010) Safety and tolerability of commonly prescribed oral antibiotics for the treatment of respiratory tract infections. Am J Med 123: 26–38.

Loizeau AJ et al. (2019) The trial to reduce antimicrobial use in nursing home residents with Alzheimer's disease and other dementias: study protocol for a cluster randomized controlled trial. Trials 20: 594.

Lucidi C et al. (2018) A low muscle mass increases mortality in compensated cirrhotic patients with sepsis. Liver Int 38: 851–857.

Lübbert C et al. (2003) Respiratorische Virusinfektionen – Klinische Differentialdiagnose. Deutsches Ärzteblatt 100: A3143–3146.

Luo CS et al. (2020) Influenza vaccination reduces dementia in patients with chronic obstructive pulmonary disease: a nationwide cohort study. J Investig Med 68: 838–845.

Ma GK et al. (2017) Increasing Incidence of Multiply Recurrent Clostridium difficile Infection in the United States: A Cohort Study. Ann Intern Med 167: 152–158.

Martineau AR et al. (2017) Vitamin D supplementation to prevent acute respiratory tract infections: systematic review and meta-analysis of individual participant data. BMJ 356: i6583.

Marzahn D et al. (2018) Influence of nosocomial infections on activities of daily living in acute geriatric inpatients. Z Gerontol Geriatr 51: 440–445.

Mattos dos Santos R (2020) Isolation, social stress, low socioeconomic status and ist relationship to immune response in Covid-19 pandemic context. Brain Behav Immun Health 7: 100013.

McCormick R, Vasilaki A (2018) Age-related changes in skeletal muscle: changes to life-style as a therapy. Biogerontology 19: 519–536.

Metcalf TU et al. (2015) Global analyses revealed age-related alterations in innate immune responses after stimulation of pathogen recognition receptors. Aging Cell 14: 421–432.

Meyding-Lamadé U et al (2018) AWMF S1-Leitlinie »Virale Meningoenzephalitis«; in: Deutsche Gesellschaft für Neurologie (Hrsg.), Leitlinien für Diagnostik und Therapie in der Neurologie (www.dgn.org/leitlinien, Zugriff am 14.03.2021).

Michaud JP, Rivest S (2015) Anti-inflammatory signaling in microglia exacerbates Alzheimer's disease-related pathology. Neuron 85: 450–452.

Michener A et al. (2018) Infections in Older Adults: A Case-Based Discussion Series Emphasizing Antibiotic Stewardship. MedEdPORTAL 14: 10754.

Moßhammer D et al. (2016) Polypharmacy – an upward trend with unpredictable effects. Dtsch Ärztebl 113: 627–633.

Muprhee RW (2017) Impairments in skin integrity. Nurs Clin North Am 52: 405–417.

Nau R et al. (2015) Bacterial meningitis: an update of new treatment options. Expert Rev Anti Infect Ther 13: 1401–1423.

Neerland BE et al. (2016) Associations Between Delirium and Preoperative Cerebrospinal Fluid C-Reactive Protein, Interleukin-6, and Interleukin-6 Receptor in Individuals with Acute Hip Fracture. J Am Geriatr Soc 64: 1456–1463.

Nilsson MI et al. (2019) Lifelong aerobic exercise protects against inflammaging and cancer. PLoS One 14: e0210863.

Nissle K et al. (2016) Asymptomatic and yet C. difficile-toxin positive? Prevalence and risk factors of carriers of toxigenic Clostridium difficile among geriatric inpatients. BMC Geriatr 16: 185.

Noor A, Krilov LR (2018) Respiratory syncytial virus vaccine: where are we now and what comes next? Expert Opin Biol Ther 18: 1247–1256.

Norman DC (2016) Clinical features of infection in older adults. Clin Geriatr Med 32: 433–441.

O'Toole PW, Jeffery IB (2015) Gut microbiota and aging. Science 350: 1214–1215.

Painter V et al. (2017) Texture-modified food and fluids in dementia and residential aged care facilities. Clin Interv Aging 12: 1193–1203.

Palmer K et al. (2020) The potential long-term impact of the COVID-19 outbreak on patients with non-communicable diseases in Europe: consequences for healthy ageing. Aging Clin Exp Res 32: 1189–1194.

Pape K et al. (2016) Leisure-Time Physical Activity and the Risk of Suspected Bacterial Infections. Med Sci Sports Exerc 48: 1737–1744.

Pasini E et al. (2018) Protein-amino acid metabolism disarrangements: the hidden enemy of chronic age-related conditions. Nutrients 10.

Patrick et al. (2019) Exploring the »Multiple-Hit-Hypothesis« of neurodegenerative disease: bacterial infection comes up to bat. Front Cell Infect Microbiol 9: 138.

Pereira SG et al. (2017) Microbiota of Chronic Diabetic Wounds: Ecology, Impact, and Potential for Innovative Treatment Strategies. Front Microbiol 8: 1791.

Perry VH et al. (2003) The impact of systemic infection on the progression of neurodegenerative disease. Nat Rev Neurosci 4: 103–112.

Pfister HW et al (2015) S2k-Leitlinie Ambulant erworbenen bakterielle (eitrige) Meningoenzephalitis im Erwachsenenalter In: Deutsche Gesellschaft für Neurologie (Hrsg.) Leitlinien für Diagnostik und Therapie in der Neurologie (www.dgn.org/leitlinien, Zugriff am 14.09.2020).

Pinti M et al. (2016) Ageing of the immune system: Focus on inflammation and vaccination. Eur J Immunol 46: 2286–2301.

Pitocco D et al. (2019) Diabetic foot infections: a comprehensive overview. Eur Rev Med Pharmacol Sci 23: 26–37.

Poscia A et al. (2017) Influenza and pneumococcal vaccination in older adults living in nursing home: a survival analysis on the shelter study. Eur J Public Health 27: 1016–1020.

Prendki V et al. (2017) Efficacy of indefinite chronic oral antimicrobial suppression for prosthetic joint infection in the elderly: a comparative study. Int J Infect Dis 60: 57–60.

Prescott HC, Angus DC (2018) Enhancing recovery from sepsis: a review. JAMA 319: 62–75.

Quagliarello V et al. (2005) Modifiable risk factors for nursing home-acquired pneumonia. Clin Infect Dis 40: 1–6.

Rauseo AM et al. (2020) Strategies to prevent adverse outcomes following *Clostridioides difficile* infection in the elderly. Expert Rev Anti Infect Ther 18: 203–217.

Recinella G et al. (2020) Prognostic role of nutritional status in elderly patients hospitalized for COVID-19: a monocentric study. Aging Clin Exp Res 32: 2695–2701.

Ribes S et al. (2020) Pre-treatment with the viral Toll-like receptor 3 agonist poly(I:C) modulates innate immunity and protects neutropenic mice infected intracerebrally with Escherichia coli. J Neuroinflammation 17: 24.

Ridda I et al. (2012) The importance of pertussis in older adults: a growing case for reviewing vaccination strategy in the elderly. Vaccine 30: 6745–52.

Ridda I et al. (2014) Vaccination of Older Adults with Dementia Against Respiratory Infections. Infect Disord Drug Targets 14: 133–139.

Robert Koch-Institut (RKI) (2002) Ausbruchsmanagement und strukturiertes Vorgehen bei gehäuftem Auftreten nosokomialer Infektionen – Empfehlung der Kommission für Krankenhaushygiene und Infektionsprävention (KRINKO). Bundesgesundheitsblatt 45: 180–186.

Robert Koch-Institut (RKI) (2008) Ratgeber Norovirus-Gastroenteritis, Stand 01.07.2008 (https://www.rki.de/DE/Content/Infekt/EpidBull/Merkblaetter/Ratgeber_Noroviren.html)

Robert Koch-Institut (RKI) (2013) Prävention der nosokomialen beatmungsassoziierten Pneumonie - Empfehlung der Kommission für Krankenhaushygiene und Infektionsprävention (KRINKO). Bundesgesundheitsblatt 56: 1578–1590.

Robert Koch-Institut (RKI) (2017a) Prävention von Infektionen, die von Gefäßkathetern ausgehen - Empfehlung der Kommission für Krankenhaushygiene und Infektionsprävention (KRINKO). Bundesgesundheitsblatt 60: 207–215.

Robert Koch-Institut (RKI) (2017b) Ratgeber Windpocken (Varizellen), Gürtelrose (Herpes zoster), Stand 01.08.2017 (https://www.rki.de/DE/Content/Infekt/Epid Bull/Merkblaetter/Ratgeber_Varizellen.html)

Robert Koch-Institut (RKI) (2018a) Ratgeber Influenza (Teil 1): Erkrankungen durch saisonale Influenzaviren, Stand 19.01.2018 (https://www.rki.de/DE/Content/Infekt/ EpidBull/Merkblaetter/Ratgeber_Influenza_saisonal.html)

Robert Koch-Institut (RKI) (2018b) Ratgeber Clostridioides (früher Clostridium) difficile, Stand 02.02.2018 (https://www.rki.de/DE/Content/Infekt/EpidBull/Merk blaetter/Ratgeber_Clostridium.html)

Robert Koch-Institut (RKI) (2019a) Bericht zur Epidemiologie der Influenza in Deutschland, Saison 2018/2019.

Robert Koch-Institut (RKI) (2019b) Infektionsepidemiologisches Jahrbuch meldepflichtiger Erkrankungen für 2018.

Robert Koch-Institut (RKI) (2020a) Surveillance von nosokomialen Infektionen - Empfehlung der Kommission für Krankenhaushygiene und Infektionsprävention (KRINKO). Bundesgesundheitsblatt 63: 228–241.

Robert Koch-Institut (RKI) (2020b) Empfehlungen der Ständigen Impfkommission (STIKO) 2020/2021. Epidemiologisches Bulletin 34.

Robert Koch-Institut (RKI) (2020c) Infektionskrankheiten A-Z: Pneumokokken-Infektionen, Stand 23.06.2020 (https://www.rki.de/DE/Content/InfAZ/P/Pneu mokokkeninfektionen/Pneumokokken.html)

Robert Koch-Insitut (RKI) (2021) Beschlussentwurf der STIKO zur 4. Aktualisierung der COVID-19-Impfempfehlung und die dazugehörige wissenschaftliche Begründung (Aktualisierung 01.04.2021).

Robertson CA et al. (2016)· Fluzone® Intradermal Quadrivalent Influenza Vaccine. Expert Rev Vaccines 15: 1245–1253.

Rodriguez-Manas L et al.; FOD-CC group (2013) Searching for an operational definition of frailty: a Delphi method based consensus statement: the frailty operative definition-consensus conference project. J Gerontol A Biol Sci Med Sci 68: 62–67.

Rohr S et al. (2020) Psychosocial impact of quarantine measures during serious coronavirus outbreaks: a rapid review. Psychiatr Prax 47: 179–189.

Rossio R et al.; REPOSI Investigators (2015) Adherence to antibiotic treatment guidelines and outcomes in the hospitalized elderly with different types of pneumonia. Eur J Intern Med 26: 330–337.

Sanftenberg L et al. (2019) Increasing influenza vaccination rates in people with chronic illness. Dtsch Arztebl Int 116: 645–652.

Schuetz P et al. (2019) Procalcitonin (PCT)-guided antibiotic stewardship: an international experts consensus on optimized clinical use. Clin Chem Lab Med 57: 1308–1318.

Schütze S et al. (2012) Additive microglia-mediated neuronal injury caused by amyloid-β and bacterial TLR agonists in murine neuron-microglia co-cultures quantified by an automated image analysis using cognition network technology. J Alzheimer's Dis 31: 651–657.

Schütze S et al. (2014) Higher mortality and impaired elimination of bacteria in aged mice after intracerebral infection with E. coli are associated with an age-related decline of microglia and macrophage functions. Oncotarget 5: 12573–12592.

Schmiemann G et al. (2018) Brennen beim Wasserlassen. S3-Leitlinie Harnwegsinfektionen der Deutschen Gesellschaft für Allgemeinmedizin (DEGAM). AWMF-Registernummer 053-001.

Serra-Prat M et al. (2012) Oropharyngeal dysphagia as a risk factor for malnutrition and lower respiratory tract infection in independently living older persons: a population-based prospective study. Age Ageing 41: 376–381.

Shah S et al. (2012) The impact of dementia on influenza vaccination uptake in community and care home residents. Age Ageing 41: 64–69.

Shi K et al. (2018) Stroke-induced immunosuppression and poststroke infection. Stroke Vasc Neurol 2018 3: 34–41.

Singer M et al. (2016) The Third International Consensus Definitions for Sepsis and Septic Shock (Sepsis-3). JAMA 315: 801–810.

Simon A et al. (2015) Katheterassoziierte Harnwegsinfektionen – neue KRINKO-Empfehlung zur Prävention. Bundesgesundheitsblatt 58: 515–518.

Sloane PD et al. (2014) Role of body temperature in diagnosing bacterial infection in nursing home residents. J Am Geriatr Soc 62: 135–140.

Sovran B et al. (2019) Age-associated impairment of the mucus barrier function is associated with profound changes in microbiota and immunity. Sci Rep 9: 1437.

Spector W et al. (2012) Transitions between nursing homes and hospitals in the elderly polulation. Healthcare cost and utilization project (HCUP), Statistical Brief #141. Agency for Healthcare Research and Quality, Rockville (MD).

Spreckelsen O et al. (2018) Influenza vaccination rates before and after admission to nursing homes in Germany. Aging Clin Exp Res 30: 609–616.

Tabibian-Keissar H et al. (2016) Aging affects B-cell antigen receptor repertoire diversity in primary and secondary lymphoid tissues. Eur J Immunol 46: 480–492.

Tagliaferri S et al. (2019) The risk of dysphagia is associated with malnutrition and poor functional outcomes in a large population of outpatient older individuals. Clin Nutr 38: 2684–2689.

Tajima A et al. (2016) Restoration of thymus function with bioengineering thymus organoids. Curr Stem Cell Rep 2: 128–139.

Tauber SC et al. (2020) Sepsis-associated encephalopathy and septic enzephalitis: an update. Exp Rev Anti Infect Ther 14: 1–17.

Ternes B, Wagenlehner FME (2020) Leitliniengerechte Therapie von Harnwegsinfektionen. Urologe 59: 550–558.
Thibault R et al. (2015) Healthcare-associated infections are associated with insufficient dietary intake: an observational cross-sectional study. PLoS One 10.
Ticinesi A et al. (2017) C-reactive protein (CRP) measurement in geriatric patients hospitalized for acute infection. Eur J Intern Med 37: 7–12.
Tralhao A, Povoa P (2020) Cardiovascular events after community-acquired pneumonia: a global perspective with systematic review and meta-analysis of observational studies. J Clin Med 9(2).
Vaezi MF et al. (2017) Complications of proton pump inhibitor therapy. Gastroenterology 153: 35–48.
van den Berg SPH et al. (2019) Effect of latent cytomegalovirus infection on the antibody response to influenza vaccination: a systematic review and meta-analysis. Med Microbiol Immunol 208: 305–321.
van den Bussche H, Scherer M (2011) The joint research project »Comorbidity and multimorbidity in primary care« (MultiCare). Z Gerontol Geriatr 44: 73–100.
van Munster BC et al. (2011) Neuroinflammation in delirium: a postmortem case-control study. Rejuvenation Res 14: 615–622.
van Vught LA et al. (2014) The effect of age on the systemic inflammatory response in patients with community-acquired pneumonia. Clin Microbiol Infect 20: 1183–1188.
van Werkhoven CH, Bonten MJ (2015) The Community-Acquired Pneumonia immunization Trial in Adults (CAPiTA): what is the future of pneumococcal conjugate vaccination in elderly? Future Microbiol 10: 1405–1413.
Ventura MT et al. (2017) Immunosenescence in aging: between immune cells depletion and cytokines up-regulation. Clin Mol Allergy 15: 21.
Vermeij JC et al. (2018) Post-stroke infections and preventive antibiotics in stroke: update of clinical evidence. Int J Stroke 13: 913–920.
Volkert D et al. (2019) ESPEN Guideline on clinical nutrition and hydration in geriatrics. Clinical Nutrition 38: 10–47.
Walford RL (1969) Immunologic aspects of aging. Klin Wochenschr 47: 599–605.
Walsh EE et al. (2020) Safety and immunogenicity of two RNA-based Covid-19 vaccine candidates. N Engl J Med 383: 2439–2450.
Warmerdam M et al. (2017) Initial disease severity and quality of care of emergency department sepsis patients who are older or younger than 70 years of age. PLoS One 12: e0185214.
Warnecke T, Dziewas R (2018) Dysphagie. In: Maetzler W, Dodel R, Jabobs AH J (Hrsg.) Neurogeriatrie. Berlin: Springer. S. 173–194.
Weinberger B (2017) Adult vaccination against tetanus and diphtheria: the European perspective. Clin Exp Immunol 187: 93–99.
Weinberger B (2018) Vaccines for the elderly: current use and future challenges. Immun Ageing 15: 3.
Weiskopf D et al. (2009) The aging of the immune system. Transpl Int 22: 1041–1050.

Welte T (2011) Community-acquired pneumonia: a disease of the elderly. Z Gerontol Geriatr 44: 221–228.

Werner J, Kuntsche J (2000) Infection in the elderly – what is different? Z Gerontol Geriatr 33: 350–356.

Widmann CN, Heneka MT (2014) Long-term cerebral consequences of sepsis. Lancet Neurol 13: 630–636.

Wilson D et al. (2017) Frailty and sarcopenia: The potential role of an aged immune system. Ageing Res Rev 36: 1–10.

Wong D et al. (2019a) Osteomyelitis complicating sacral pressure ulcers: whether or not to treat with antibiotic therapy. Clin Infect Dis 68: 338–342.

Wong GCL et al. (2019b) Hallmarks of improved immunological responses in the vaccination of more physically active elderly females. Exerc Immunol Rev 25: 20–33.

Wong PL et al. (2020) The effects of age on clinical characteristics, hospitalization and mortality of patients with influenza-related illness at a tertiary care centre in Malaysia. Influenza Other Respir Viruses 14: 286–293.

Wu CJ et al. (2017) Septic arthritis significantly increased the long-term mortality in geriatric patients. BMC Geriatr 17: 178.

Wu PH et al. (2019) Does Herpes Zoster Increase the Risk of Stroke and Myocardial Infarction? A Comprehensive Review. Clin Med 8(4).

Yahav D et al.; Bacteremia Duration Study Group (2019) Seven Versus 14 Days of Antibiotic Therapy for Uncomplicated Gram-negative Bacteremia: A Noninferiority Randomized Controlled Trial. Clin Infect Dis 69: 1091–1098.

Yoshikawa TT, Norman DC (2017) Geriatric infectious diseases: current concepts on diagnosis and management. J Am Geriatr Soc 65: 631–641.

Zhang YY et al. (2016) Comparison of dual influenza and pneumococcal polysaccharide vaccination with influenza vaccination alone for preventing pneumonia and reducing mortality among the elderly: A meta-analysis. Hum Vaccin Immunother 12: 3056–3064.

Zhang Z et al. (2017) Evaluation of Blood Biomarkers Associated with Risk of Malnutrition in Older Adults: A Systematic Review and Meta-Analysis. Nutrients 9(8).

Zhou YF et al. (2019) The association between vitamin D deficiency and community-acquired pneumonia: a meta-analysis of observational studies. Medicine 98: 38.

Stichwortverzeichnis

A

Activin A 76, 176
adaptives Immunsystem 23, 25–26, 39, 85
Adjuvantierung 86, 93
Akuterkrankungen 32, 49–50, 70, 75
Alterungsprozesse 17, 24, 28, 38, 40, 45
Alzheimer-Demenz 27, 41, 50–52, 128
angeborenes Immunsystem 23
Antibiotic Stewardship 105
Anticholinergika 35, 42
Antikörper 26, 85, 92, 101, 103, 147
Antikörpertiter 86–87, 92, 95, 101, 103
Aspiration 41, 127
Aspirationspneumonien 31, 35, 41–42, 74, 76, 127
asymptomatische Bakteriurie 138
Atemfrequenz 58, 124–125, 128, 170
Atemwege 28–29, 73, 95, 123, 131
atypische Präsentation 54, 63
Ausbruchsgeschehen 44, 47, 78, 82, 89–90

B

Bakteriämie 45, 118, 142, 168–170
Bakteriurie 44, 140–141, 145
Barriere 28
Beatmungsassoziierte Pneumonien 45
Blasenentleerungsstörungen 138
Blasenkatheter 44, 77, 138, 140, 142–145, 156
Blutkulturen 60–61, 126, 129, 141–142, 144, 153, 161, 163, 167, 169–171, 173, 175, 177
Blutstrominfektionen 45, 77, 121, 168
Blutzuckerwerte 75, 155
Body-Mass-Index (BMI) 69
Bronchitis 131

C

C. difficile 36, 57, 61, 72, 77, 88, 105–106, 114–115, 117, 146–148, 151, 157
Candida 88, 142
CMV 26, 62, 92
Community-acquired pneumonia (CAP) 123
COPD 50, 75, 92, 127, 136
COVID-19 15, 131–133, 135
Critical illness-Polyneuropathie 52, 172
CRP 27, 49, 52, 58–59, 107, 125, 128–130, 141, 144, 148, 153, 161–165, 175

D

Débridement 155, 160

Deeskalation 110, 128, 142, 144
Dekubitalulcera 43, 156–157
Dekubitus 143, 156
Delir 32, 49, 51, 56, 63, 124–125, 132–133, 140, 165, 172
Delirprävention 49, 75
Diabetes mellitus 27, 31, 50, 75, 89, 132, 138, 152, 154, 156, 161
Diarrhoe 110, 147, 149
Durchblutung 28–29, 32
Dysphagie 31–32, 36–37, 40–42, 47, 65, 73, 118, 126, 130
Dysurie 56, 138

E

E. coli 88, 141–142, 144, 146, 161, 169, 176
Endokarditis 117–118, 164, 169, 172
Enterobakterien 127, 142
Entzündungsparameter 144, 148, 167, 169
Enzephalitis 172
Erbrechen 89, 102, 110, 139, 149–150
Ernährungsinterventionen 67, 70, 76
Erregerisolation 128, 141, 157, 173
Erysipel 153
ESBL 44, 115, 142

F

Fecal microbiota transfer (FMT) 147
fiberendoskopische Evaluation des Schluckens (FEES) 73
Fieber 55, 61, 63, 89, 124, 132, 139, 142, 148–149, 153, 161–163, 169, 174
Fokussanierung 171
Fokussuche 63, 161
Frailty 28, 36, 38, 67, 92, 133
Fremdkörper 97, 158, 169

Funktionalität 21, 43, 45, 50–53, 57, 78, 81, 84, 87–88, 91, 105, 124, 132, 134, 139, 144, 147, 149, 157, 162, 172

G

Gastroenteritiden 47, 121, 146
Gastrointestinaltrakt 28
Gebrechlichkeit 36, 52, 133
Geriatrische Syndrome 36
gesundes Altern 65, 135
Grippewelle 91
Gürtelrose 98

H

H. influenzae 127
Harnwegsinfekte 32, 35, 44, 47, 50, 138, 145
Harnwegsinfektionen 29, 38, 43–44, 46, 77, 121, 138, 141–143
Haut 28, 30, 32, 35, 46, 58, 75, 80, 110, 121, 152, 154–156, 158
Haut- und Weichgewebsinfekte 28
Herpes zoster 46, 49, 98–99, 104
Hospital-acquired pneumonia (HAP) 126
Hygienemaßnahmen 41, 78, 134, 148, 172

I

iatrogenen Schädigungen 36
IL-6 38, 49, 52, 59
Immobilität 32, 36, 38, 43, 68, 92, 125–126, 156
Immunoseneszenz 23, 36, 45, 67, 85, 152
Immunsuppression 97, 152–153, 156, 158, 161
Impfantwort 72, 85–87, 92, 94–95, 104

Impfraten 83, 87–88
Impfstoffe 86, 88, 93–94, 96–97, 99, 104, 148
Impfung 83–85, 88, 90, 92, 94, 96–100, 102–104, 127, 150, 175
Inflamm-Aging 23, 27, 30, 37–38, 40, 50, 67
Inflammationshypothese 49–50
Influenza 48–49, 62, 78, 85–86, 88–93, 96, 123, 126, 130–131, 134, 172
Influenza-Impfung 87–88, 90, 92–94
Inkontinenz 36, 140
innates Immunsystem 23–24, 28
Interleukin 27
Invasive medizinische Maßnahmen 44
Isolationsmaßnahmen 78–82, 134–135, 149, 151

K

kardiovaskuläre Erkrankungen 49
Katheterassoziierte Infektionen 44
Klebsiella pneumoniae 88, 141
Knochen- und Gelenkinfektionen 117, 121, 160, 167
Kognition 49, 51–53, 56–57, 81, 129, 132, 135, 139, 171–173
kognitive Defizite 36, 50
Kollateralschäden 108, 135, 139–141
Kontaktbeschränkungen 81, 134–135
Kontamination 156
körperliche Aktivität 40, 67, 76, 87, 92
Krafttraining 67–68

L

Langzeit-Antibiotikatherapie 157, 160, 162, 167
Lebensqualität 40, 65, 81, 98, 108, 135, 147, 157, 172

Leukozytose 58, 129, 144, 153, 161
Liquor 49, 60, 175, 177
Lymphknoten 26
Lymphozyten 25–26

M

M. Parkinson 51
Makrophagen 24–25, 38, 59, 168, 176
Malnutrition 37–38, 42, 47, 65, 69–70, 73, 126, 130, 137, 152, 156, 158, 165, 190
Maluntritionsscreening 69
Mangelernährung 36–37, 40, 69
Meningitis 60, 118, 174–177
Meningoenzephalitis 176
Mikrobiom 27, 29–30, 118
Mikrogliazellen 24, 39, 49, 51, 176
Mobilisation 68, 158
MRE 77, 79–82, 105–106, 108–109, 114–115, 127
MRGN 80, 115, 127
MRSA 44, 79, 108, 115, 127, 169
Multimedikation 31, 113
Multimorbidität 18, 30–31, 34, 43, 45, 92
Muskelfunktion 40, 52, 172
Muskelkraft 40, 172
Muskulatur 29, 40, 42, 52, 56, 67, 94, 152, 155, 172

N

nekrotisierende Fasziitis 153
Neuraminidasehemmer 90
Neurodegeneration 51–52
neurodegenerative Erkrankungen 31
Neuroleptika 42
Niereninsuffizienz 31, 39, 70, 111–112, 116, 128, 138
Norovirus 88, 149, 151

nosokomiale Infektionen 38, 41, 44, 46–47, 77, 82, 109, 158
Nursing home–acquired pneumonia (NHAP) 124

O

Organdysfunktion 170
Ösophagusbreischluck 73–74
Osteomyelitis 43, 157, 160

P

Palmitoylethanolamid 76
PCR 61, 90, 126, 150, 177
PCT 58–59, 107, 117, 125, 128, 136, 141, 162, 175
PCV13 96–97
PEDIS 154–155
Penicillinallergie 112
Phagozytose 24–25, 38–39, 95, 168, 176
Phlegmonen 153
Pneumokokken 85, 95–96
Pneumokokken-Impfung 95–96, 104
Pneumonie 31, 43, 49, 59–60, 62, 71, 73, 95, 97, 124–128, 136–137, 148
Polypharmazie 34, 36, 113
postherpetische Neuralgie 98–99
PPSV23 96–97
Präventionsmaßnahmen 19, 49, 148
Probiotika 72, 87, 148
Procalcitonin 58
Proteinzufuhr 70
Protheseninfektion 164–165
Pseudomonas aeruginosa 117, 127, 136, 141–142

R

rationale Antibiotikatherapie 60
Resistenzentwicklung 106, 117

Respiratorische Infektionen 121, 123
Röntgen 62, 163
Rotaviren 44, 146
RSV 78, 88, 130

S

S. aureus 117–118, 157, 161, 169
S. pneumoniae 95–97, 127, 174
Sarkopenie 28, 36–38, 40, 42, 52, 65, 67, 133
SARS-CoV-2 15, 48, 62, 78, 81, 126, 131–135
Sauerstoffsättigung 58, 124–125, 128
Schlaganfall-induzierte Immunsuppression 32
Schleimhäute 28, 89
Schluckstörung 31, 37, 73–74, 127
Sedativa 35
Selbständigkeit 21, 37, 51–53, 84, 172–173
Selektion 57, 106, 114–115, 143
Sepsis 39, 48, 57, 59–60, 68, 71, 118, 124, 139, 152–153, 162, 165, 168, 170–173
septische Enzephalopathie 172
septische Verläufe 157
Sequenztherapie 118, 128
SOFA-Score 170
STIKO 83–84, 93–94, 97, 99, 101, 103–104
Streptococcus pneumoniae 95
Streptococcus pyogenes 153
Stuhl 60, 150–151
Stürze 52, 63, 124, 128, 132, 139

T

Thiamin 39, 71
Thrombophlebitis 169
Thymus 25
TNF-alpha 38, 52, 59

Toll like-Rezeptor 56
Trachealsekret 60, 126

U

UAW von Antibiotika 110
Urin 41, 43, 56, 60, 126, 139–143
Urininkontinenz 43, 124, 139–140
Urinkultur 139–140, 144
Urinstatus 129, 139, 144
Urogenitaltrakt 28, 168
Urosepsis 45, 143

V

Varizella zoster 177
Venenkathetern 45, 168
Ventiltator-associated pneumonia (VAP) 127
Verweilkanülen 45

Verwirrtheit 56, 124–125, 132–133, 174
Vitamin B1 39, 69, 71
Vitamin C 39, 71
Vitamin D 39, 69, 71, 87, 130
Vitamin D-Mangel 39
VRE 44, 80, 108, 115

W

Weichteilinfektionen 32, 46, 121
Wundheilung 28, 31, 75, 156, 158, 165

Z

ZNS 24, 51, 110, 121, 170, 172, 174, 176–177
Zytokine 24, 27, 37, 49, 51–52, 56, 59, 133